Ordem de Infusão de Medicamentos Antineoplásicos

Sistematização de informações
para auxiliar a discussão e criação
de protocolos assistenciais

2ª edição

Ordem de Infusão de Medicamentos Antineoplásicos

Sistematização de informações
para auxiliar a discussão e criação
de protocolos assistenciais

2ª edição

Renne Rodrigues
*Farmacêutico Especialista em Cancerologia pelo
Programa de Residência Multidisciplinar em Cancerologia
do Hospital Erasto Gaertner. Mestre e Doutor em
Saúde Coletiva pela Universidade Estadual de Londrina (UEL).
Docente do Departamento de Saúde Coletiva da UEL.*

Edmarlon Girotto
*Farmacêutico, Especialista, Mestre e Doutor em
Saúde Coletiva pela Universidade Estadual de Londrina (UEL).
Docente do Departamento de Ciências Farmacêuticas da UEL.
Diretor do Laboratório de Medicamentos da UEL.*

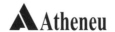

Rio de Janeiro • São Paulo
2020

EDITORA ATHENEU	São Paulo	— Rua Maria Paula, 123 – 13° andar
		Conjuntos 133 e 134
		Tel.: (11) 2858-8750
		E-mail: atheneu@atheneu.com.br
	Rio de Janeiro	— Rua Bambina, 74 – lojas A e B
		Tel.: (21) 3094-1295
		E-mail: atheneu@atheneu.com.br

CAPA: Equipe Atheneu

PRODUÇÃO EDITORIAL/DIAGRAMAÇÃO: Rosane Guedes

CIP-BRASIL. CATALOGAÇÃO NA PUBLICAÇÃO
SINDICATO NACIONAL DOS EDITORES DE LIVROS, RJ

R616o
2. ed.

Rodrigues, Renne
Ordem de infusão de medicamentos antineoplásicos : sistematização de informações para auxiliar a discussão e criação de protocolos assistenciais / Renne Rodrigues, Edmarlon Girotto. - 2. ed. - Rio de Janeiro : Atheneu, 2020.

Inclui bibliografia e índice
ISBN 978-65-5586-022-1

1. Oncologia. 2. Câncer - Pacientes - Cuidado e tratamento. 3. Câncer - Quimioterapia. 4. Agentes antineoplásicos. 5. Medicamentos - Interações. I. Girotto, Edmarlon. II. Título.

20-65276
CDD: 616.994
CDU: 616-006

Leandra Felix da Cruz Candido - Bibliotecária - CRB-7/6135

06/07/2020   08/07/2020

NOTA DO AUTOR: Os autores desta obra fizeram todo o esforço para assegurar que os dados de segurança, toxicidade, farmacocinética e farmacodinâmica, bem como as ordens de infusão apresentadas no texto, estivessem de acordo com os padrões e evidências científicas vigentes à época da publicação. Em virtude dos constantes avanços da medicina e das atualizações referentes a novos estudos e evidências científicas, recomendamos que o leitor consulte sempre outras fontes fidedignas de informação, de modo a certificar-se de que as informações contidas neste livro estão corretas. Isso é importante, sobretudo no caso de protocolos novos, pouco usados ou protocolos adaptados para inclusão de fármacos novos.

RODRIGUES, R.; GIROTTO, E.

Ordem de Infusão de Medicamentos Antineoplásicos – Sistematização de informações para auxiliar a discussão e criação de protocolos assistenciais – 2ª edição

© *Direitos reservados à EDITORA ATHENEU – Rio de Janeiro, São Paulo, 2020.*

Colaboradores

Bruno Machado Cunha
Graduando do Curso de Medicina pela Universidade Estadual de Londrina (UEL).

Camilo Molino Guidoni
Farmacêutico-Bioquímico Especialista em Farmácia Clínica. Mestre e Doutor em Ciências Farmacêuticas pela Faculdade de Ciências Farmacêuticas de Ribeirão Preto – Universidade de São Paulo (FCFRP-USP). Docente do Departamento de Ciências Farmacêuticas da Universidade Estadual de Londrina (UEL).

Eduardo Hideki Takahashi
Graduando do Curso de Medicina pela Universidade Estadual de Londrina (UEL).

Érika Akemi Tsujiguchi Bernardi
Farmacêutica Especialista em Cancerologia pelo Programa de Residência Multidisciplinar em Cancerologia do Hospital Erasto Gaertner. Coordenadora de Farmácia no Hospital BP Mirante, São Paulo.

Fabiana Sayuri Takahashi Rodrigues
Farmacêutica Industrial. Mestre em Química pela Universidade Estadual de Londrina (UEL). Farmacêutica Clínica Comunitária.

Renne Rodrigues
Farmacêutico Especialista em Cancerologia pelo Programa de Residência Multidisciplinar em Cancerologia do Hospital Erasto Gaertner. Mestre e Doutor em Saúde Coletiva pela Universidade Estadual de Londrina (UEL). Docente do Departamento de Saúde Coletiva da UEL.

Revisores Científicos

Andréa Wulf Pereira de Melo Tratch
Enfermeira Especialista em Enfermagem Oncológica pelo Hospital Erasto Gaertner. Especialista em Administração em Saúde pela Pontifícia Universidade Católica do Paraná (PUCPR) e em Pediatria Oncológica pelo Saint Jude Children's Research Hospital.

Andressa Alves Guimarães
Farmacêutica Especialista em Oncologia Multidisciplinar pela Universidade do Oeste Paulista (Unoeste). Farmacêutica Oncológica no Hospital do Câncer de Londrina, Paraná.

Edmarlon Girotto
Farmacêutico, Especialista, Mestre e Doutor em Saúde Coletiva pela Universidade Estadual de Londrina (UEL). Docente do Departamento de Ciências Farmacêuticas da UEL. Diretor do Laboratório de Medicamentos da UEL.

Fabiana Sayuri Takahashi Rodrigues
Farmacêutica Industrial. Mestre em Química pela Universidade Estadual de Londrina (UEL). Farmacêutica Clínica Comunitária.

Rosercy Marcílio Rufato Dias
Farmacêutica Bioquímica. Especialista em Farmacologia pela Universidade Estadual de Maringá (UEM) e em Farmácia Oncológica pelo Centro Universitário São Camilo. Farmacêutica Oncológica do Hospital do Câncer de Londrina.

Tabatha Nakakogue Dallagnol
Médica Oncologista do Hospital Erasto Gaertner. Mestre em Medicina Interna pela Universidade Federal do Paraná (UFPR). Membro da Sociedade Brasileira de Oncologia Clínica (SBOC).

Agradecimentos

Nenhum projeto se inicia ou se conclui sozinho, seja pela dependência de todo o conhecimento já acumulado, seja pela importância de uma rede de profissionais que nos engajam e estimulam a continuar pesquisando e escrevendo.

Nesse sentido, gostaria de deixar explícito o meu agradecimento aos diversos profissionais que, embora não tenham participado como autores da presente edição, estiveram presentes na construção do livro. À Dra. Marcela Bechara Carneiro, importante preceptora e forte entusiasta de todos os projetos, sempre inovando e inspirando a buscar ferramentas práticas para a atuação clínica. À Dra. Gilian Graziele Tomporoski, amiga de muitas discussões a respeito do tema e grande incentivadora. Às companheiras de residência e hoje profissionais que lidam diariamente com o tratamento oncológico, Dra. Anabel de Oliveira, Dra. Karina da Silva Aguiar, Dra. Mônica Cristina Cambrussi e Dra. Solane Picolotto, que tanto apoiaram, leram sobre o tema e discutiram sobre a presente edição que são praticamente autoras em conjunto.

Agradeço também aos demais autores e revisores científicos, que tanto colaboraram para que a segunda edição fosse concretizada. Todos os que participaram, mesmo já com a agenda lotada de outras tarefas, se dispuseram a reorganizar suas rotinas, sacrificando muitas horas de lazer para a finalização da tarefa.

A todos esses, meus sinceros agradecimentos.

Renne Rodrigues

Prefácio

Sou formada em Farmácia há 20 anos e ingressei no mundo da Oncologia há 17 anos, uma área fascinante, na qual a presença e o conhecimento dos farmacêuticos são valorizados de um modo muito especial. Sua atuação e participação na equipe multiprofissional são requisitadas diariamente, na conferência de doses, elaboração de protocolos clínicos, orientação de compatibilidade e diluição, cuidados no extravasamento de medicamentos, indicação de drogas adjuvantes, sequenciamento de infusão de antineoplásicos, dentre outras demandas. Muitas informações já são bem estabelecidas em literaturas, mas em outros casos o farmacêutico se torna um "garimpeiro" de evidências científicas que possam embasar uma tomada de decisão que garanta a segurança do paciente.

Em 2015, instigado pela ausência de informações técnicas e referenciais teóricos sobre o assunto, o autor, um farmacêutico pesquisador nato, apaixonado por aprender e ensinar, publicou de forma inovadora a 1ª edição do livro *Ordem de Infusão de Medicamentos Antineoplásicos*, que veio auxiliar a prática assistencial de diversos profissionais que atuam na área. Cinco anos depois, em consonância com a rapidez das publicações na área de Saúde e o lançamento de novos medicamentos, envolvendo sobretudo novas classes terapêuticas, a 2ª edição vem nos presentear com uma revisão dos protocolos presentes na 1ª edição e nos brinda ainda com 64 protocolos novos, perfazendo um total de 135. Muitos dos protocolos mais recentes abordam medicamentos da classe dos anticorpos monoclonais, novas tecnologias cada vez mais empregadas na prática clínica e que ainda apresentam muitas dúvidas em relação à ordem de infusão.

Para isso, os autores fizeram uma ampla busca de evidências, em meios físicos e eletrônicos, consultando centenas de referências de modo a propor um sequenciamento e também fundamentar a ordem de infusão dos protocolos abordados.

Com uma linguagem clara, direta e objetiva, de consulta rápida e fácil, a 1ª edição se tornou indispensável no dia a dia de todos os farmacêuticos, enfermeiros e médicos oncologistas do Brasil e material obrigatório em clínicas e hospitais que atuam no tratamento do câncer do país. Com certeza, a 2ª edição também seguirá esse caminho. Já quero a minha!

Marcela Bechara Carneiro
Farmacêutica Supervisora do Setor
de Farmácia Hospitalar e Clínica,
e da Central de Misturas Intravenosas
do Hospital Erasto Gaertner

Sumário

Capítulo 1
Teorias Gerais sobre a Ordem de Infusão
de Medicamentos Antineoplásicos 1
Renne Rodrigues
Fabiana Sayuri Takahashi Rodrigues
Camilo Molino Guidoni

Capítulo 2
Ordens de Infusão de Protocolos de
Tratamento Antineoplásicos.................... 11
Renne Rodrigues
Érika Akemi Tsujiguchi Bernardi
Camilo Molino Guidoni

Capítulo 3
Informações Complementares sobre
Medicamentos Antineoplásicos................ 103
Renne Rodrigues
Fabiana Sayuri Takahashi Rodrigues
Bruno Machado Cunha
Eduardo Hideki Takahashi

Capítulo 4
Considerações Finais 113
Renne Rodrigues

Capítulo 5
Referências Bibliográficas 115

Índice Remissivo 139

1

Teorias Gerais sobre a Ordem de Infusão de Medicamentos Antineoplásicos

Renne Rodrigues
Fabiana Sayuri Takahashi Rodrigues
Camilo Molino Guidoni

Introdução

Com as transformações epidemiológicas ocorridas nas últimas décadas, com destaque para o aumento da expectativa de vida e diminuição da natalidade, é possível evidenciar um rápido processo de envelhecimento populacional no Brasil.[1,2] Com a diminuição das iniquidades sociais, avanços tecnológicos e garantia de atendimento de saúde a toda a população, o processo de transição epidemiológica apresentou reflexo nas taxas de mortalidade, com aumento da importância das doenças neoplásicas.[1,3,4] Os diversos tipos de neoplasias se destacam como a segunda principal causa de óbitos no Brasil e no mundo,[5] corresponderam a 16,9% das mortes no Brasil em 2017, totalizando 221.821 casos,[4] e correspondendo a cerca de 16,7% das mortes mundiais, totalizando 9,6 milhões de mortes em 2018.[5]

Em um cenário tão preocupante, diversas terapias têm surgido a cada ano, e alternativas de tratamento, antes apenas experimentais, já começam a ser realidade na prática clínica, como a medicina de precisão, embora com acesso limitado em razão dos custos.[6] Além de terapias farmacológicas tradicionais, evidências ressaltam a importância de uma visão integral dos pacientes, além dos cânceres aos quais eles portam. A inclusão de acompanhamento e estratégias de educação em saúde,[7,8] além de terapias integrativas que visam à melhora da qualidade de vida dos pacientes,[9,10] se mostram como ferramentas importantes e aditivas às terapias convencionais.

2 • Capítulo 1

No entanto, as pesquisas se concentram principalmente na descoberta de novas alternativas de tratamento, na avaliação de protocolos para novos tipos de cânceres e nas terapias auxiliares. Sem sombra de dúvida, esses assuntos possuem extremo interesse econômico e social; contudo, outros temas relevantes ao cotidiano dos serviços de oncologia ainda carecem de evidências que forneçam suporte à proposição de rotinas, como no caso da definição da ordem de infusão/administração de medicamentos antineoplásicos.

Alguns poucos esquemas terapêuticos possuem, de modo consolidado, a sua ordem de infusão; contudo, a maioria dos protocolos não possui uma recomendação, ou ao menos uma proposta para a ordem de infusão. Diante disso, o presente livro propõe, com base nas evidências e indícios científicos disponíveis, discutir a ordem de infusão de diferentes esquemas terapêuticos. O objetivo principal é que este material contribua como base para discussões e aprimoramento das práticas de cuidado aos pacientes em tratamento antineoplásico, e não como um material detentor de um conhecimento cristalizado e imutável. Espera-se que os protocolos aqui propostos possam ser validados em diferentes instituições, e que os profissionais desses locais possam gerar evidências que auxiliem em novas revisões sobre o tema.

Terapia antineoplásica

Os medicamentos antineoplásicos, popularmente conhecidos como quimioterápicos, constituem uma classe de medicamentos com características ímpares, pois devem agir nas células cancerígenas, levando a sua morte, e, ao mesmo tempo, causar o mínimo de lesão nas demais células do corpo, de modo que seu uso seja tolerado e não fatal.[11]

Essa característica faz com que esses medicamentos apresentem baixo índice terapêutico, ou seja, a dose letal é muito próxima à dose terapêutica. A ação de grande parte desses medicamentos não é seletiva para as células neoplásicas, fato que gera danos em diversos órgãos e sistemas, ocasionando inúmeras reações adversas.[11]

Com o objetivo de aumentar a segurança e a efetividade dessas terapias, as pesquisas têm se intensificado a fim de desenvolver medicamentos seletivos para as células neoplásicas, como terapia-alvo celular (com os inibidores tirosino-quinase, por exemplo), anticorpos monoclonais e imunoterapia. Contudo, a maioria das terapias antineoplásicas disponíveis atualmente ainda são embasadas em medicamentos não seletivos, ou possuem esses medicamentos significativamente em seus protocolos. Em razão da citotoxicidade dos mesmos, é necessário utilizá-los de modo que se potencialize o efeito terapêutico e se minimizem as reações adversas.[11]

Nesse sentido, a ordem de infusão dos medicamentos constitui um papel relevante, porém ainda pouco debatido. Sabe-se que, para alguns esquemas, a ordem de infusão tem influências tanto no perfil de toxicidade quanto no de ação.[12-14]

Para mais aprofundamento, a seguir serão elencadas e discutidas as principais teorias que orientam a definição da ordem de infusão de medicamentos antineoplásicos.

Teorias gerais sobre a ordem de infusão

No estabelecimento da ordem de infusão, muitas são as teorias que orientam qual medicamento deve ser administrado primeiramente e a razão para que se faça desse modo. Devido à falta de pesquisas científicas sobre a ordem de infusão mais adequada, diversas teorias surgem como resposta à necessidade de propor rotinas com base em evidências, mesmo que não sejam consensuais. Dentre as teorias mais discutidas, estão a ordem orientada por meio da farmacocinética/farmacodinâmica (FC/FD) dos medicamentos, por meio da fase do ciclo celular em que atuam, para evitar incompatibilidade físico-química, priorizando a administração de fármacos com características vesicantes ou irritantes, ou ainda pela ordem dos medicamentos de acordo com o artigo que propôs o protocolo.

Farmacocinética/Farmacodinâmica

A teoria FC/FD, quando disponível de modo detalhado, apresenta um dos melhores níveis de evidência científica. Baseia-se na distribuição, no metabolismo e na excreção dos medicamentos, informações estas que são profundamente estudadas nas fases iniciais de pesquisa clínica. A partir das informações de FC/FD de cada medicamento isolado, é possível a avaliação de pontos de antagonismo ou sinergismo, tanto da ação farmacológica como dos efeitos colaterais. Isso nos permite o estabelecimento de uma possível ordem de infusão em grande parte dos casos; porém, somente os estudos clínicos randomizados em humanos com diferentes ordens de infusão para o mesmo protocolo apresentam elevado nível de confiabilidade e evidência.

Contudo, a maioria dos ensaios clínicos randomizados disponíveis enfatiza o esquema terapêutico e os fármacos, sem que as ordens de infusão testadas, na maioria das vezes, sejam divulgadas de modo sistemático e claro. Nesse ponto, reside a maior fragilidade da

4 • Capítulo 1

utilização dessa teoria, pois por dificuldades técnicas, éticas e financeiras a literatura carece de estudos comparando diferentes ordens de infusão. Como alternativa, é possível a avaliação detalhada dos dados sobre FC/FD das moléculas isoladas e a extrapolação desses resultados para a proposição da ordem de infusão dos protocolos.

A extrapolação dos resultados de FC/FD pode parecer abstrata ou mesmo leviana, porém, na ausência de melhores evidências, faz-se necessário o adequado escrutínio das informações disponíveis. Para exemplificar, considere a seguinte situação: o medicamento X altera a excreção renal no túbulo distal, diminuindo o *clearance* renal global, o que constitui um forte indício de que outros antineoplásicos com excreção no túbulo distal, possivelmente, terão sua excreção retardada se administrados após o medicamento X. Como consequência, pode ocorrer o aumento da área sob a curva da concentração do segundo medicamento na corrente sanguínea, prolongando o período de distribuição e redistribuição, aumentando a chance de ocorrência de possíveis efeitos em órgãos não alvo e possível aumento da toxicidade[15]. No entanto, até que se realizem estudos *in vivo*, essa análise só nos fornecerá uma hipótese provável dos efeitos clínicos.

As evidências disponíveis não permitem afirmar se a hipótese levantada traria algum efeito clinicamente significativo nos pacientes. Porém, diante do pressuposto ético que rege as ações dos profissionais de saúde, o da não maleficência, considera-se uma obrigação a adoção de práticas que, de modo simples, e respeitando os princípios de fármaco-economia, possam trazer mais segurança ao processo de cuidado dos pacientes.

Ciclo celular

Essa teoria se baseia no fato de os medicamentos antineoplásicos clássicos se dividirem, *grosso modo*, entre os que possuem sua ação em alguma etapa específica do ciclo celular (ciclo celular específico) e os que independem da fase do ciclo celular (ciclo celular não específico).[11,16] Medicamentos ciclo específicos, em sua maioria, atuam no DNA ou em compostos celulares imprescindíveis para a divisão celular, gerando o bloqueio das células no momento da mitose.[11] Nesse estágio da divisão celular, a célula apresenta seu DNA menos compactado e, consequentemente, é mais suscetível à ação de medicamentos ciclo não específicos, de modo geral.[11,16] Ao considerar a ordem de infusão desses medicamentos, com a utilização de antineoplásicos ciclo específicos antes de medicamentos ciclo não específicos, espera-se, teoricamente, a maximização dos efeitos nas células com alta taxa de divisão celular, como as neoplásicas. A maioria das células neoplásicas apresenta elevadas taxas de divisão celular, fazendo com que o efeito dos medicamentos ciclo específicos seja maior nessas células. Uma vez que o ciclo celular esteja interrompido em uma das etapas da divisão, os fármacos ciclo não específicos que possuem o DNA como alvo terapêutico direto ou indireto terão mais acesso ao seu alvo terapêutico.

Incompatibilidade físico-química entre medicamentos

Muitos medicamentos de administração intravenosa possuem incompatibilidades físico-químicas entre si. Desse modo, quando há a necessidade de infusão de medicamentos incompatíveis em um curto espaço de tempo no mesmo acesso venoso, é necessária a lavagem de todo o dispositivo de infusão com solução estéril compatível com as medicações, cuidado este que deve ser redobrado quando a administração é feita em vias periféricas. Não é objetivo do presente trabalho discutir as rotinas de enfermagem; contudo, é importante o raciocínio que essa situação nos apresenta. Em casos específicos, como via periférica de baixa perfusão e medicamentos incompatíveis, é necessária a infusão de até 100 mL de solução salina (cloreto de sódio) a 0,9% para garantir que nenhuma incompatibilidade ocorra nos dispositivos médicos e no sistema vascular periférico.[17,18] Essa é uma situação comum na maioria dos serviços, e a não infusão dessa solução de limpeza constitui um erro de medicação.

Em instituições com rotinas planejadas para minimizar possíveis erros de medicamentos, a adoção de atitudes proativas, por meio do desenvolvimento de barreiras, é uma tendência para a minimização da ocorrência de erros. Atitudes passivas podem resultar em eventos com danos provisórios ou permanentes para o paciente.[19,20] Haja vista a importância da formulação de rotinas seguras, a ordem de infusão de medicamentos antineoplásicos pode ser orientada de modo a minimizar a infusão de medicamentos incompatíveis, um seguido do outro. Por exemplo, um esquema com três antineoplásicos, A, B e C, no qual A e B são incompatíveis físico-quimicamente entre si, e C é compatível com A e B. A infusão pode ser realizada na ordem A, C e B, administrando uma solução (medicamento C) compatível entre os medicamentos A e B. Não se descarta a necessidade da limpeza do dispositivo de infusão e do acesso vascular entre a administração dos medicamentos. Contudo, caso a mesma não seja realizada de modo adequado, o fato de o medicamento C possuir propriedades físico-químicas compatíveis, bem como diluente e volume adequado,

6 • Capítulo 1

diminui a chance de ocorrência de um evento adverso por precipitação, inativação ou alteração molecular entre os medicamentos A e B. O cuidado para evitar precipitações tem especial importância em pacientes com dispositivos de infusão central totalmente implantável, uma vez que a precipitação de medicamentos na câmara de infusão pode comprometer o fluxo e refluxo no sistema de conexão do reservatório ao cateter.[21]

Embora racional, tal teoria não apresenta embasamento científico quanto à minimização de erros e vantagens clinicamente comprovadas. Portanto, considera-se adequado avaliar essa teoria como uma recomendação, e não como uma regra.

Iniciar a infusão por medicamentos vesicantes

Todo medicamento antineoplásico possui ação no leito vascular, seja pela osmolaridade e/ou pH, ou pela ação direta sobre as células que compõem o sistema vascular. Desse modo, quanto maior a exposição a essas substâncias, menos estável e mais fragilizado ficará o leito vascular, o que pode propiciar a ocorrência de extravasamento. Uma vez que o medicamento extravasa, ou seja, sai do leito vascular e entra em contato com o tecido adjacente, o mesmo pode apresentar uma ação muito intensa nessa região, ocasionando graves problemas. Em resumo, a ação sobre o leito vascular e os tecidos pode ser caracterizada em três situações: (1) medicamento com ação neutra/não vesicantes: que produzem pouco dano aos vasos e tecidos (que possuem como principal medida de minimização de danos a interrupção da infusão e realização de compressas frias); (2) medicamentos com ação irritante: produzem dano tecidual, sobretudo inflamação local e ardência; (3) medicamentos com ação vesicante: que podem ocasionar intenso dano celular, culminando com a necrose tecidual. Situações de extravasamento de medicamentos irritantes e vesicantes podem necessitar de mais cuidados. Além da interrupção da infusão, pode ser recomendada a utilização de agentes neutralizadores ou que aumentem a absorção, dependendo da classe específica.[22–25]

Portanto, uma vez que ocorrem danos cumulativos, ao longo de uma sessão de infusão de antineoplásicos por via periférica, medicamentos administrados por último apresentam maior chance de extravasar, independentemente da técnica utilizada. Assim, iniciar a infusão por medicamentos vesicantes parece apresentar vantagens, pois caso ocorra extravasamento na infusão dos últimos medicamentos, o dano tecidual será consideravelmente menor.[23] De acordo com

Teorias Gerais sobre a Ordem de Infusão de Medicamentos Antineoplásicos • 7

esse raciocínio, e não havendo nenhuma contraindicação, a ordem de infusão deve priorizar que medicamentos vesicantes sejam administrados antes de outros antineoplásicos. Por sua vez, medicamentos irritantes deveriam ser administrados antes de medicamentos neutros/não vesicantes ou irritantes. Porém, tal recomendação possui baixa evidência científica, ou seja, não existem trabalhos consistentes comprovando que a infusão de medicamentos vesicantes no início das sessões de quimioterapia reduz as chances de extravasamento, o que impede que a mesma seja utilizada como regra.

Além da fragilidade dessa teoria, é importante observar que há um dissenso na literatura acerca da ação tóxica tecidual (vesicante ou irritante) de muitos medicamentos, fato que pode gerar confusão. Com o objetivo de minimizar possíveis divergências, o presente trabalho utilizará como padrão para definição de ação tóxica tecidual a classificação da ESMO (*European Society for Medical Oncology*), por se tratar de uma referência com elevado grau de evidência e discussão,[22] mas sem desconsiderar atualizações de outros autores.[24,25]

Vale ressaltar que para infusões em cateter central a presente teoria praticamente não possui influência, uma vez que a implantação do dispositivo em local de alto fluxo sanguíneo rapidamente dilui os medicamentos infundidos, diminuindo, assim, o potencial de lesão tecidual local e risco de extravasamento decorrente desse processo.

Ordem dos medicamentos de acordo com o artigo que propôs o protocolo

Por fim, outra teoria disseminada é que a ordem de infusão dos medicamentos deve seguir a ordem em que estes aparecem no artigo que propôs o protocolo. Muitas vezes, esse fato é replicado para a prescrição médica e, então, a equipe de enfermagem pode receber a orientação de infundir na ordem em que os medicamentos aparecem na prescrição. Embora seja prático, tal raciocínio apresenta muitas brechas para que erros ocorram, bem como inconsistências.

Em geral, os protocolos terapêuticos são desenvolvidos com indicação para determinadas doenças e estágios, mas com a verificação de benefícios potenciais, muitos protocolos são novamente testados, em estudos igualmente controlados, para novos estadiamentos e para diferentes neoplasias. Assim, o primeiro artigo para a doença a ser tratada não é necessariamente o primeiro artigo contendo o protocolo em questão. Além disso, novas evidências podem colocar em dúvida ou até mesmo alterar recomendações de ordem

8 • Capítulo 1

de infusão que foram publicadas anteriormente. Como exemplo, podemos citar a infusão de Paclitaxel e Gencitabina, em que alguns autores utilizam uma determinada ordem de infusão,[26] mas estudos específicos sobre ordem de infusão indicam que a ordem inversa é mais recomendada.[13,14,27] Outro exemplo ocorre com a Cisplatina e a Fluoruracila, ordem que permanece sem consenso.[13,14,28]

Esses são exemplos que demonstram que os conhecimentos são mutáveis, e nem sempre o artigo que propôs o protocolo apresenta a informação mais atualizada, levando em consideração o constante avanço científico. Além disso, diferentes tumores podem ser tratados com os mesmos medicamentos, e em cada subespecialidade pode haver informações contraditórias com relação à ordem de infusão. Desse modo, não se pode simplesmente assumir que a ordem com que os medicamentos são citados nos artigos seja a ordem ideal para infusão. Alguns artigos disponibilizam informações que tornam possível o seguimento de determinada ordem de infusão com segurança, mas a maioria não, necessitando de maior aprofundamento na literatura para confirmar essas informações.

Com relação à infusão dos medicamentos na ordem em que são prescritos, é relevante considerar que nem sempre os prescritores (médicos do serviço, residentes, plantonistas) irão prescrever os antineoplásicos na ordem correta de administração, de modo a orientar a equipe de enfermagem. A informatização da prescrição médica pode sistematizar a prescrição por protocolos, aumentando a confiabilidade da prescrição segundo a ordem de infusão de cada instituição; contudo, não exime a responsabilidade da equipe de saúde, em especial do farmacêutico e do enfermeiro, de verificar o seguimento do protocolo.

Por essas razões, vê-se com cautela essa teoria. Os protocolos institucionais de ordem de infusão, além de debatidos com toda a equipe, devem ser disponibilizados a todos. Tal conhecimento não pode ser concentrado, precisa ser disseminado e estar disponível e acessível aos profissionais que realizam a supervisão e administração dos medicamentos, mantendo a cultura da conferência em todas as etapas do ciclo de assistência.

E qual teoria é a melhor?

Essa é uma pergunta que permanece sem resposta. Grande parte das teorias já apresentadas aqui tem importantes fundamentações teóricas, mas poucos dados científicos palpáveis. De modo a aumentar a cientificidade do tema, em meio a tantos dissensos, propõe-se a análise de cada protocolo terapêutico de modo independente, considerando as implicações de cada teoria e a realidade encontrada nos serviços, e, sempre que possível, priorizando evidências provenientes de ensaios clínicos.

O próximo capítulo apresenta o resultado desse raciocínio, que leva em consideração tanto as teorias e dados científicos disponíveis, como a demanda de pacientes e infraestrutura logística na realidade de muitos serviços. Com relação à ordem de infusão, a literatura não nos permite a certeza de estarmos corretos em todas as situações, mas a sistematização da rotina em conjunto com o monitoramento de eventos adversos e com o debate multiprofissional podem nos guiar rumo ao melhor caminho.

Cronoterapia

A compreensão do efeito dos medicamentos antineoplásicos no organismo humano exige que diversas variáveis sejam conhecidas/controladas, objetivando um tratamento efetivo e com a menor toxicidade possível. Variabilidades genéticas, alterações hídricas, interações medicamentosas e a identificação molecular do tumor fazem parte da medicina de precisão.[6,29] A busca pela compreensão mais completa dos processos orgânicos originou a cronoterapia, que consiste no entendimento de como os diferentes ciclos orgânicos podem interferir no resultado clínico, buscando melhorar a tolerabilidade e/ou a eficácia dos medicamentos por meio da administração de acordo com o ritmo biológico.[29]

A importância do horário de administração é muito bem estabelecida para alguns medicamentos/protocolos. No caso da utilização de Fluoruracila e Oxaliplatina, a administração de Oxaliplatina próximo ao horário do almoço e a administração de Fluoruracila e Ácido Folínico endovenosos próximo à meia-noite, empregando infusões de pelo menos quatro horas para cada medicamento, apresentam menor toxicidade ao paciente e maior tempo de tratamento sem recidiva.[30-33] Outro estudo encontrou menor citotoxicidade para células do organismo e maior ação em células cancerígenas quando o pico da Oxaliplatina é atingido próximo às 4 horas da tarde e o pico da Fluoruracila ocorre próximo às 4 horas da madrugada.[34] Os resultados são justificados porque as células da medula óssea e mucosas possuem ciclos de divisão celular diferentes, e a administração do antineoplásico em um horário de baixa divisão das células do organismo e a intensa divisão das células tumorais promovem a diminuição da toxicidade sem comprometer a eficácia.[29-34]

10 • Capítulo 1

Experimentos em modelos animais demonstraram menor toxicidade e possível incremento na ação com a administração do Docetaxel no meio da noite[35,36] com pico às 3 horas da madrugada.[29] Para a combinação Cisplatina e Doxorrubicina, estudos demonstram haver menor toxicidade quando a Doxorrubicina é administrada às 6 horas da manhã e a Cisplatina ao final da tarde (entre 15 e 20 horas).[37-40] Exemplos de medicamentos com horários mais indicados não faltam, e a justificativa tem como principal fundamento a ritmicidade do metabolismo de fármacos, do ciclo celular de diferentes tecidos, de alvos moleculares, reparo do DNA, apoptose e angiogênese.[29] Para mais detalhes a respeito do tema e dos diferentes ritmos, sugere-se a leitura da excelente revisão de Lévi e colaboradores.[29]

Apesar dos resultados empolgantes, a principal limitação da cronoterapia é sua factibilidade para implementação nos diferentes serviços oncológicos. Diversos medicamentos possuem a indicação de serem administrados de madrugada, ou no início da noite, como a Fluoruracila e a Cisplatina, respectivamente, o que pode gerar a necessidade de internação para a realização do protocolo de tratamento. Por isso, e considerando a crescente demanda por tratamento oncológico, é pouco provável que os serviços no formato atual consigam atender todos os pacientes de acordo com o que a cronoterapia indica ser o mais adequado. Devido a tal dificuldade, mesmo sabendo do potencial da cronoterapia, a ordem de infusão dos protocolos de que se trata o presente livro se utilizará bem pouco da cronoterapia, apesar de reconhecer os resultados promissores encontrados em diversos estudos.

2

Ordens de Infusão de Protocolos de Tratamento Antineoplásicos

Renne Rodrigues
Érika Akemi Tsujiguchi Bernardi
Camilo Molino Guidoni

Ordens de infusão

As definições a seguir visam, assim como na primeira edição, sistematizar as evidências disponíveis na literatura, em conjunto com a experiência profissional de diversos profissionais da área de oncologia, para que este material possa fornecer subsídios aos serviços oncológicos, e que sirva de incentivo para maior debate sobre o tema. As ordens de infusão propostas contam com atualizações, com base em novos estudos e evidências coletadas desde a finalização da primeira edição. Mesmo assim, sabe-se que não são ordens definitivas, mas sustentadas pelas evidências, e que, portanto, devem ser constantemente revisadas, motivo pelo qual, além da inclusão de novos protocolos, ordens de alguns protocolos constantes na primeira edição sofreram modificações na redação e/ou na ordem sugerida, com base em evidências encontradas apenas para a presente edição.

O texto foi construído por profissionais com experiência de serviços ambulatoriais e de internação de hospitais especializados no tratamento oncológico. Desse modo, a logística de cuidado pode se diferenciar de clínicas e hospitais com menor fluxo de atendimento. Em todo caso, espera-se que o raciocínio possa ser útil para todos os serviços que realizam a administração desses protocolos de terapia antineoplásica. Em razão da enorme quantidade de protocolos existentes, não é possível contemplar todos protocolos. Fato este

12 • Capítulo 2

que orientou para que os protocolos mais empregados na prática profissional dos autores tenham sido selecionados para este livro, incluindo os novos protocolos adicionados na segunda edição.

Não foi adotada nenhuma teoria geral para ordem de infusão, conforme discutido no capítulo anterior. Os protocolos terapêuticos foram analisados um a um, e com base nas evidências encontradas na literatura, ponderadas pela logística de atendimento do serviço, foi proposta uma ordem de infusão. O foco deste trabalho foi a segurança dos pacientes; para tanto, as ordens de infusão foram permeadas pelas teorias de infusão, seguindo a seguinte hierarquia de importância: ordem de infusão debatidas na literatura, farmacocinética/farmacodinâmica, medicamentos vesicantes, fase do ciclo celular e incompatibilidade entre medicamentos.

Com o objetivo de facilitar o entendimento, os medicamentos são citados sempre pela Denominação Comum Brasileira (DCB), e o próximo capítulo, Informações Complementares sobre Medicamentos Antineoplásicos, apresenta uma listagem com os medicamentos, tanto por ordem alfabética, seguindo a DCB, como por ordem alfabética, seguindo o nome do medicamento de referência. Também no próximo capítulo é apresentado um quadro com a compatibilidade para infusão em dispositivos de múltipla via (Y), dos medicamentos antineoplásicos abordados neste livro.

Vale ressaltar que as ordens de infusão propostas se referem à terapia antineoplásica em adultos. O tratamento pediátrico segue protocolos terapêuticos distintos, em que há mais discussão sobre ordem de infusão por grupos cooperativos internacionais, respeitando as peculiaridades inerentes à população pediátrica (como exemplo, temos ordens de infusão do protocolo ICE diferentes para adultos e para crianças). Portanto, os protocolos a que se referem este capítulo seguem evidências apenas para a população adulta, não devendo ser extrapolados para a pediatria.

Protocolos terapêuticos de tratamento

Existem dezenas de protocolos de tratamento antineoplásicos, muitos possuem "nomes" oriundos do acrônimo dos medicamentos que os compõem. A apresentação dessa diversidade de protocolos em ordem racional é um desafio e a ordenação segundo a patologia de base torna-se inviável, uma vez que diferentes patologias podem utilizar o mesmo protocolo. Em razão disso, foi optado pela ordenação dos protocolos de acordo com a ordem alfabética dos medicamentos que os compõem. Com o objetivo de facilitar a busca

Ordens de Infusão de Protocolos de Tratamento Antineoplásicos • **13**

dos protocolos, os mesmos foram elencados em apenas um grupo, e protocolos que são conhecidos por acrônimos tiveram a inclusão do acrônimo ao final do nome dos medicamentos (ver a seguir). Outra forma de consultar a presença de protocolos conhecidos por acrônimos é consultando o Quadro 3.1 no próximo capítulo, que organiza os acrônimos em ordem alfabética e informa o nome do protocolo como consta a seguir.

Ordem de apresentação dos protocolos, com os acrônimos mais utilizados entre parênteses

Ordem de apresentação dos protocolos	Ordem de apresentação dos protocolos
Ácido Folínico, Bevacizumabe, Fluoruracila e Irinotecano (**Bevacizumabe + FOLFIRI**), 16	Bleomicina, Dacarbazina, Doxorrubicina, Rituximabe e Vimblastina (**R-ABVD**), 28
Ácido Folínico, Bevacizumabe, Fluoruracila e Oxaliplatina (**Bevacizumabe + FOLFOX**), 16	Bleomicina, Dacarbazina, Doxorrubicina e Vimblastina (**ABVD**), 28
Ácido Folínico, Docetaxel, Fluoruracila e Oxaliplatina (**FLOT**), 17	Bleomicina e Paclitaxel, 29
Ácido Folínico, Etoposídeo e Fluoruracila (**ELF**), 18	Bortezomibe e Carboplatina, 30
	Bortezomibe e Citarabina, 31
Ácido Folínico e Fluoruracila, 19	Bortezomibe e Gencitabina, 31
Ácido Folínico, Fluoruracila e Irinotecano (**FOLFIRI/IFL**), 20	Bortezomibe e Mitoxantrona, 32
Ácido Folínico, Fluoruracila, Irinotecano e Oxaliplatina (**FOLFOXIRI**), 20	Carboplatina e Cetuximabe, 32
	Carboplatina, Cetuximabe e Paclitaxel, 33
Ácido Folínico, Fluoruracila e Oxaliplatina (**B-FOL/FLOX/FOLFOX**), 22	Carboplatina e Docetaxel, 34
Ácido Folínico e Metotrexato, 23	Carboplatina, Doxorrubicina Lipossomal e Paclitaxel, 35
Ácido Zoledrônico e Paclitaxel, 23	Carboplatina e Etoposídeo, 35
Atezolizumabe, Carboplatina e Etoposídeo, 24	Carboplatina, Etoposídeo e Ifosfamida (**ICE**), 36
Bevacizumabe e Irinotecano, 25	Carboplatina e Fluoruracila, 36
Bleomicina e Cisplatina, 25	Carboplatina e Gencitabina, 37
Bleomicina, Cisplatina e Etoposídeo (**BEP**), 26	Carboplatina e Ifosfamida, 38
	Carboplatina e Paclitaxel, 38
Bleomicina, Cisplatina, Mitomicina e Vincristina (**BOMP**), 27	Carboplatina e Topotecano, 39

14 • Capítulo 2

Ordem de apresentação dos protocolos
Carmustina, Cisplatina e Dacarbazina (**Dartmouth/CBDT**), *39*
Cetuximabe e Cisplatina, *40*
Cetuximabe e Docetaxel, *40*
Cetuximabe e Oxaliplatina, *41*
Cetuximabe e Paclitaxel, *42*
Ciclofosfamida e Cisplatina, *42*
Ciclofosfamida, Cisplatina, Dexametasona, Doxorrubicina, Etoposídeo e Talidomida (**DTPACE**), *43*
Ciclofosfamida, Cisplatina e Doxorrubicina (**CAP**), *44*
Ciclofosfamida, Dactinomicina e Vincristina (**VAC com Dactinomicina**), *45*
Ciclofosfamida e Docetaxel, *46*
Ciclofosfamida, Docetaxel e Doxorrubicina (**TAC**), *46*
Ciclofosfamida e Doxorrubicina (**AC**), *47*
Ciclofosfamida, Doxorrubicina e Etoposídeo (**CAE**), *48*
Ciclofosfamida, Doxorrubicina e Fluoruracila (**CAF/FAC**), *49*
Ciclofosfamida, Doxorrubicina e Paclitaxel (**AC-T/ACT**), *50*
Ciclofosfamida, Doxorrubicina, Prednisona, Rituximabe e Vincristina (**R-CHOP**), *50*
Ciclofosfamida, Doxorrubicina, Prednisona e Vincristina (**CHOP**), *51*
Ciclofosfamida, Doxorrubicina e Vincristina (**VAC com Doxorrubicina**), *52*
Ciclofosfamida e Fludarabina, *53*
Ciclofosfamida, Fluoruracila e Metotrexato (**CMF**), *53*
Ciclofosfamida e Etoposídeo, *54*

Ordem de apresentação dos protocolos
Ciclofosfamida e Paclitaxel, *54*
Ciclofosfamida, Prednisona, Rituximabe e Vincristina (**R-COP/R-CVP**), *55*
Ciclofosfamida, Prednisona e Vincristina (**COP/CVP**), *55*
Cisplatina, Dacarbazina e Vimblastina (**CVD**), *56*
Cisplatina e Docetaxel, *57*
Cisplatina, Docetaxel e Fluoruracila (**DCF**), *57*
Cisplatina, Docetaxel e Gencitabina, *58*
Cisplatina e Doxorrubicina, *59*
Cisplatina, Doxorrubicina, Metotrexato e Vimblastina (**MVAC**), *59*
Cisplatina e Etoposídeo, *60*
Cisplatina e Fluoruracila (**Al-Sarraf**), *61*
Cisplatina, Fluoruracila e Gencitabina, *61*
Cisplatina e Gencitabina, *62*
Cisplatina, Gencitabina e Paclitaxel, *63*
Cisplatina e Ifosfamida, *64*
Cisplatina, Ifosfamida, Mesna e Paclitaxel (**TIP**), *64*
Cisplatina e Irinotecano, *65*
Cisplatina e Paclitaxel, *66*
Cisplatina e Raltitrexato, *67*
Cisplatina e Topotecano, *67*
Cisplatina e Trastuzumabe, *68*
Cisplatina e Vincristina, *68*
Cisplatina e Vinorelbina, *69*

Ordens de Infusão de Protocolos de Tratamento Antineoplásicos • **15**

Ordem de apresentação dos protocolos	Ordem de apresentação dos protocolos
Citarabina e Fludarabina, 69	Fluoruracila e Gencitabina, 85
Citarabina, Fludarabina e Mitoxantrona (**FAM/FAM-2**), 70	Fluoruracila, Gencitabina e Trastuzumabe, 86
Dacarbazina e Gencitabina, 71	Fluoruracila e Irinotecano, 87
Dexametasona, Doxorrubicina e Vincristina (**VAD**), 71	Fluoruracila e Metotrexato, 87
	Fluoruracila e Oxaliplatina, 88
Docetaxel e Doxorrubicina, 72	Fluoruracila e Paclitaxel, 88
Docetaxel e Gencitabina, 73	Fluoruracila e Raltitrexato, 88
Docetaxel e Erlotinibe, 73	Fluoruracila e Trastuzumabe, 89
Docetaxel e Epirrubicina, 74	Gencitabina e Irinotecano, 89
Docetaxel e Fluoruracila, 75	Gencitabina e Oxaliplatina, 90
Docetaxel e Ifosfamida, 75	Gencitabina e Paclitaxel, 90
Docetaxel e Irinotecano, 76	Gencitabina e Pemetrexede, 91
Docetaxel e Metotrexato, 76	Gencitabina e Pralatrexate, 91
Docetaxel e Oxaliplatina, 77	Gencitabina e Trastuzumabe, 92
Docetaxel e Pamidronato, 77	Gencitabina e Vinorelbina, 92
Docetaxel e Pemetrexede, 78	Ifosfamida e Mesna, 93
Docetaxel e Topotecano, 78	Ifosfamida e Paclitaxel, 94
Docetaxel e Vinorelbina, 79	Ifosfamida e Vinorelbina, 95
Doxorrubicina e Etoposídeo, 79	Irinotecano e Oxaliplatina (**IROX**), 96
Doxorrubicina, Fluoruracila e Mitomicina (**FAM/iFAM**), 80	Irinotecano e Paclitaxel, 96
Doxorrubicina e Gencitabina, 81	Irinotecano e Raltitrexato, 97
Doxorrubicina e Ifosfamida, 81	Metotrexato e Paclitaxel, 98
Doxorrubicina e Paclitaxel, 82	Oxaliplatina e Paclitaxel, 98
Epirrubicina e Gencitabina, 82	Oxaliplatina e Raltitrexato, 99
Epirrubicina e Paclitaxel, 83	Paclitaxel e Pamidronato, 99
Etoposídeo e Mitomicina, 83	Paclitaxel e Pemetrexede, 100
Etoposídeo e Paclitaxel, 84	Paclitaxel e Ramucirumab, 100
Etoposídeo e Topotecano, 84	Paclitaxel e Trastuzumabe, 101
Etoposídeo e Vincristina, 85	Pertuzumabe e Trastuzumabe, 101

16 • Capítulo 2

Ácido folínico, bevacizumabe, fluoruracila e irinotecano (Beva + FOLFIRI)

Os medicamentos desse protocolo não apresentam interação medicamentosa grave[17,41] e o Ácido Folínico possui compatibilidade físico-química para a administração em dispositivos de infusão múltipla via (Y) com o Irinotecano e a Fluoruracila.[42] Contudo, a Fluoruracila e o Irinotecano são incompatíveis para infusão em Y e não existem relatos de testes de compatibilidade entre o Irinotecano e o Ácido Folínico e entre o Bevacizumabe e os demais medicamentos.[17] A pré-administração do Ácido Folínico potencializa a ação da Fluoruracila.[11,43] A Fluoruracila e o Irinotecano são medicamentos ciclo específicos, com características de irritação tecidual e do endotélio vascular,[22,43,44] e o Bevacizumabe é um anticorpo monoclonal,[17] não havendo informações disponíveis sobre lesão tecidual.[22]

De acordo com o discutido no protocolo FOLFIRI, recomenda-se a infusão inicial concomitante de Irinotecano e Ácido Folínico em dispositivos de infusão múltipla via (Y), seguido pela Fluoruracila em *bolus* e Fluoruracila em infusão contínua. Vale ressaltar a importância da limpeza do sistema de infusão entre a infusão do Irinotecano e da Fluoruracila. Uma vez que não foram encontrados estudos comparando o resultado das diferentes ordens de infusão, considera-se mais adequado o seguimento da sequência descrita por diferentes ensaios clínicos,[45–47] nos quais o protocolo é iniciado pelo Bevacizumabe, e, a seguir, é infundido o FOLFIRI.

1º	2º	3º	4º
Bevacizumabe	Ácido Folínico + Irinotecano*	Fluoruracila (*bolus*)	Fluoruracila (infusão contínua)

*É imprescindível a lavagem do acesso com ao menos 100 mL de solução compatível antes e após a infusão dessa combinação.

Ácido folínico, bevacizumabe, fluoruracila e oxaliplatina (Beva + FOLFOX)

Os medicamentos desse protocolo não apresentam interação medicamentosa grave[17,41] e o Ácido Folínico possui compatibilidade físico-química para administração em dispositivos de infusão múltipla via (Y) com a Fluoruracila e a Oxaliplatina.[42] A pré-administração do Ácido Folínico potencializa a ação da Fluoruracila.[11,43] Também não existem informações a respeito da compatibilidade entre a Fluoruracila e a Oxaliplatina e entre o Bevacizumabe e os demais medicamentos,[17] podendo ser interpretadas como situações nas quais não existe compatibilidade para infusão em Y. A Fluoruracila possui

Ordens de Infusão de Protocolos de Tratamento Antineoplásicos • **17**

ação ciclo específica, enquanto a Oxaliplatina apresenta ação não específica. A Fluoruracila e a Oxaliplatina possuem características de irritação tecidual e do endotélio vascular.[22,43,44] O Bevacizumabe é um anticorpo monoclonal,[17] não havendo informações disponíveis sobre lesão tecidual.[22]

De acordo com o discutido no protocolo FOLFOX, recomenda-se a infusão inicial concomitante da Oxaliplatina e do Ácido Folínico em dispositivos de infusão múltipla via (Y), seguido pela Fluoruracila em *bolus* e Fluoruracila em infusão contínua. Vale ressaltar a importância da limpeza do sistema de infusão entre a infusão da Oxaliplatina e da Fluoruracila. Uma vez que não foram encontrados estudos comparando o resultado das diferentes ordens de infusão, considera-se mais adequado o seguimento da sequência descrita por diferentes ensaios clínicos,[45–47] nos quais o protocolo é iniciado pelo Bevacizumabe, e a seguir é infundido o FOLFOX.

1º	2º	3º	4º
Bevacizumabe	Ácido Folínico + Oxaliplatina*	Fluoruracila (*bolus*)	Fluoruracila (infusão contínua)

*É imprescindível a lavagem do acesso com ao menos 100 mL de solução compatível antes e após a infusão dessa combinação.

Ácido folínico, docetaxel, fluoruracila e oxaliplatina (FLOT)

Os medicamentos desse protocolo não apresentam interação medicamentosa grave[17,41] e o Ácido Folínico possui compatibilidade físico-química para administração em dispositivos de infusão múltipla via (Y) com a Fluoruracila e a Oxaliplatina.[42] A pré-administração do Ácido Folínico potencializa a ação da Fluoruracila.[11,43] Também não existem informações a respeito da compatibilidade entre a Fluoruracila e a Oxaliplatina, entre a Fluoruracila e o Docetaxel e entre o Docetaxel e o Ácido Folínico,[17] podendo ser interpretada como uma incompatibilidade em potencial. A Fluoruracila tem ação ciclo específica, enquanto a Oxaliplatina apresenta ação não específica. A Fluoruracila e a Oxaliplatina possuem características de irritação tecidual e do endotélio vascular.[22,43,44]

As platinas, de modo geral, interferem na depuração de diversos medicamentos, com evidência de que a infusão da Cisplatina seguida pelo Docetaxel altera o perfil de depuração do Docetaxel, aumentando a toxicidade do tratamento.[44] De modo semelhante, pode ocorrer interação da Oxaliplatina com o Docetaxel, uma vez que a infusão da Oxaliplatina antes do Paclitaxel apresenta alteração da depuração do Paclitaxel.[48] Embora não tenha sido encontrada

18 • Capítulo 2

nenhuma evidência que suporte essa inferência, considera-se adequada a sugestão de que a infusão se inicie pelo Docetaxel seguido da Oxaliplatina,[43,44,48] visando a uma possível redução na depuração do Docetaxel, além de permitir que o medicamento vesicante seja administrado primeiramente.

A ordem de infusão dos medicamentos Docetaxel e Fluoruracila não altera o perfil farmacocinético dos mesmos *in vivo*,[49] e *in vitro* há evidências de sinergismo quando o Docetaxel é infundido antes da Fluoruracila.[50] Essa ordem de infusão vai ao encontro de estudos farmacocinéticos de fase I e II, apresentando boa tolerabilidade,[51] sendo, portanto, sugerido que o Docetaxel preceda a infusão da Fluoruracila.

A Oxaliplatina possui o efeito de inibir a principal enzima responsável pelo metabolismo tecidual da Fluoruracila, sendo comprovado o sinergismo quando o paciente recebe a Oxaliplatina antes da Fluoruracila.[52] Assim, para otimizar o tempo de infusão e o tratamento, sugere-se iniciar a infusão pela Oxaliplatina concomitante com o Ácido Folínico (administrando logo no início com o objetivo de permitir um intervalo de 30 a 60 minutos entre o final da sua infusão e o início da infusão de Fluoruracila), em dispositivos de infusão múltipla via (Y). E, a seguir, a Fluoruracila (em *bolus* seguido de infusão contínua, quando aplicável). Vale ressaltar a importância da limpeza do sistema de infusão entre a infusão de Oxaliplatina e Fluoruracila.

1º	2º	3º	4º
Docetaxel	Ácido Folínico + Oxaliplatina*	Fluoruracila (*bolus*)	Fluoruracila (infusão contínua)**

*É imprescindível a lavagem do acesso com 100 mL de solução glicosada a 5% ou outro diluente compatível antes e após a infusão da combinação Ácido Folínico com Oxaliplatina.
**Para esquemas que possuem essa infusão adicional.

Ácido folínico, etoposídeo e fluoruracila (ELF)

Os medicamentos desse protocolo não apresentam interação medicamentosa grave[17,41] e possuem compatibilidade físico-química para a administração em dispositivos de infusão múltipla via (Y).[42] Conforme discutido no esquema Ácido Folínico e Fluoruracila, a infusão prévia do Ácido Folínico potencializa a ação da Fluoruracila, uma vez que ocorre aumento do substrato necessário para a formação do complexo ativo da Fluoruracila.[11,43] Tanto o Etoposídeo como a Fluoruracila são medicamentos ciclo celular específicos, e esses fármacos possuem características de irritação tecidual e do endotélio vascular.[22,43,44]

Não existem estudos que avaliem o impacto clínico da intercalação do Etoposídeo entre o Ácido Folínico e a Fluoruracila. Na literatura, os esquemas recomendados apresentam o pico de concentração do Ácido Folínico um pouco antes ou em concomitância ao pico máximo da Fluoruracila,[12,14,43] fato esse que sustenta a infusão inicial do Etoposídeo, seguido do Ácido Folínico e da Fluoruracila.

1º	2º	3º
Etoposídeo	Ácido folínico*	Fluoruracila

*Intervalo de 30 minutos caso o ácido folínico for administrado por via oral. Nesse caso, visando ao adequado fluxo de atendimento, a administração do ácido folínico por via oral pode ocorrer 30 minutos antes do término da infusão do Etoposídeo.

Ácido folínico e fluoruracila

Os medicamentos desse protocolo não apresentam interação medicamentosa grave[17,41] e possuem compatibilidade físico-química para administração em dispositivos de infusão múltipla via (Y).[42] Uma interação medicamentosa ocorre com a pré-administração do Ácido Folínico, que potencializa a ação da Fluoruracila.[11,43,53] Esse efeito ocorre pelo aumento do substrato necessário para a formação do complexo ativo da Fluoruracila.[11,43] Ainda não está claro se para melhor ação do protocolo é necessário que se transcorra o tempo mínimo para distribuição do fármaco e metabolismo intracelular do Ácido Folínico, mas a recomendação habitual da literatura é a realização de um intervalo de 30 minutos.[43] A Fluoruracila possui ação ciclo específica[11,43] e característica de irritação tecidual e do endotélio vascular.[22,43,44]

Em razão da potencialização da ação da Fluoruracila causada pelo Ácido Folínico, a ordem de infusão é bem estabelecida, sendo ideal iniciar com Ácido Folínico e depois seguir a infusão da Fluoruracila. Uma vez que não foram encontrados estudos avaliando a diferença de tempo entre a infusão desses medicamentos, em especial levando em consideração as diferentes formas de administração (via oral ou endovenosa), considera-se aconselhável realizar um intervalo de ao menos 30 minutos após administração do Ácido Folínico por via oral para só então administrar a Fluoruracila.[11,43] No caso da administração do Ácido Folínico endovenoso, em muitos casos a realização de intervalo pode se tornar um problema para os serviços oncológicos. Considerando que a administração por via oral irá demorar cerca de 30 minutos para o início da ação,[54] a administração por via endovenosa logo antes da Fluoruracila pode não apresentar uma diferença na ação.

1º	2º
Ácido folínico*	Fluoruracila

*Intervalo de 30 minutos, caso o Ácido Folínico for administrado por via oral.

Ácido folínico, fluoruracila e irinotecano (FOLFIRI/IFL)

Os medicamentos desse protocolo não apresentam interação medicamentosa grave[17,41] e o Ácido Folínico possui compatibilidade físico-química para administração em dispositivos de infusão múltipla via (Y) com o Irinotecano e a Fluoruracila.[42] Contudo, a Fluoruracila e o Irinotecano são incompatíveis para infusão em Y e não existem relatos de testes de compatibilidade entre o Irinotecano e o Ácido Folínico,[17] embora seja relatada a recomendação de infusão conjunta desses medicamentos.[55,56] A pré-administração de Ácido Folínico potencializa a ação da Fluoruracila.[11,43] A Fluoruracila e o Irinotecano são medicamentos ciclo específicos e têm características de irritação tecidual e do endotélio vascular.[22,43,44]

Estudos demonstram que pode haver uma importante alteração dos parâmetros farmacocinéticos do Irinotecano se infundido após a Fluoruracila, e a administração do Irinotecano antes da Fluoruracila produz o perfil com menor toxicidade.[14,57]

Com base nessas informações, se for considerado o quesito tempo de atendimento, com o objetivo de proporcionar um atendimento mais ágil, pode ser mais adequada a infusão inicial concomitante do Irinotecano e do Ácido Folínico em dispositivos de infusão múltipla via (Y), seguido pela Fluoruracila em *bolus* e Fluoruracila infusão contínua. Vale ressaltar a importância da limpeza do sistema de infusão entre a infusão do Irinotecano e da Fluoruracila.

1º	2º	3º
Ácido folínico + Irinotecano*	Fluoruracila (*bolus*)	Fluoruracila (infusão contínua)

*É imprescindível a lavagem do acesso com ao menos 100 mL de solução compatível.

Para esse esquema, se o fator tempo não for importante para a tomada de decisão com relação à ordem de infusão, pode-se adotar a seguinte ordem de infusão: Irinotecano → Ácido Folínico → Fluoruracila em *bolus* → Fluoruracila infusão contínua.

1º	2º	3º	4º
Irinotecano	Ácido Folínico	Fluoruracila (*bolus*)	Fluoruracila (infusão contínua)

Ácido Folínico, Fluoruracila, Irinotecano e Oxaliplatina (FOLFOXIRI)

Os medicamentos desse protocolo não apresentam interação medicamentosa grave[17,41] e o Ácido Folínico tem compatibilidade físico-química para administração em dispositivos de infusão múltipla via (Y) com Irinotecano, Fluoruracila e Oxaliplatina, bem como Oxaliplatina e Irinotecano são compatíveis.[17] Contudo, a Fluoruracila e o Irinotecano são incompatíveis para infusão em Y e não há relatos de testes de compatibilidade entre o Irinotecano e o Ácido Folínico,[42] embora seja relatada a recomendação de infusão conjunta desses medicamentos.[55,56] A pré-administração do Ácido Folínico potencializa a ação da Fluoruracila.[11,43] Também não existem informações a respeito da compatibilidade entre a Fluoruracila e a Oxaliplatina,[17] podendo ser interpretada como uma incompatibilidade em potencial. O Irinotecano e a Fluoruracila são medicamentos ciclo específicos, enquanto a Oxaliplatina é ciclo não específico. Esses três medicamentos possuem características de irritação tecidual e do endotélio vascular.[22,43,44]

De modo geral, a pré-administração do Ácido Folínico potencializa a ação da Fluoruracila (ver mais detalhes no esquema Ácido Folínico e Fluoruracila).[11,43] O Irinotecano tem seu perfil cinético mais seguro quando administrado antes da Fluoruracila (mais detalhes, ver esquema FOLFIRI).[14] A Oxaliplatina potencializa os efeitos da Fluoruracila se infundida antes desse medicamento.[52,58] E, por fim, estudos demonstram que pode haver um aumento dos efeitos colaterais colinérgicos do Irinotecano quando ele é administrado após a Oxaliplatina.[14]

Em razão do elevado número de medicamentos e dos diversos parâmetros elencados, sugere-se a seguinte ordem de infusão, também adotada em outros trabalhos:[55,56,59] Irinotecano, seguido pela Oxaliplatina e pelo Ácido Folínico concomitantes em dispositivos de infusão múltipla via (Y), pela Fluoruracila em bolus e Fluoruracila infusão contínua. Vale ressaltar a importância da limpeza do sistema de infusão entre a infusão da Oxaliplatina e da Fluoruracila.

1º	2º	3º	4º
Irinotecano	Oxaliplatina* + Ácido Folínico	Fluoruracila (bolus)	Fluoruracila (infusão contínua)

*É imprescindível a lavagem do acesso com 100 mL de solução glicosada a 5% ou outro diluente compatível.

Para esse esquema, se o fator tempo não for importante para a tomada de decisão com relação à ordem de infusão, pode-se adotar a seguinte ordem de infusão: Irinotecano → Oxaliplatina → Ácido Folínico → Fluoruracila em bolus → Fluoruracila infusão contínua.

1º	2º	3º	4º	5º
Irinotecano	Oxaliplatina	Ácido Folínico	Fluoruracila (bolus)	Fluoruracila (infusão contínua)

Ácido Folínico, Fluoruracila e Oxaliplatina (B-FOL/FLOX/FOLFOX)

Essa combinação de medicamentos compõe diversos protocolos, que se diferenciam por variações na dose ou pela infusão contínua ou não da Fluoruracila, o que não interfere na definição da ordem de infusão em si, motivo pelo qual serão tratados em conjunto. Os medicamentos desse protocolo não apresentam interação medicamentosa grave[17,41] e o Ácido Folínico possui compatibilidade físico-química para administração em dispositivos de infusão múltipla via (Y) com Fluoruracila e Oxaliplatina.[42] A pré-administração do Ácido Folínico potencializa a ação da Fluoruracila.[11,43] Também não existem informações a respeito da compatibilidade entre Fluoruracila e Oxaliplatina,[17] o que pode ser interpretado como uma incompatibilidade em potencial. A Fluoruracila possui ação ciclo específica, enquanto a Oxaliplatina apresenta ação não ciclo específica. A Fluoruracila e a Oxaliplatina possuem características de irritação tecidual e do endotélio vascular.[22,43,44]

A Oxaliplatina tem o efeito de inibir a principal enzima responsável pelo metabolismo tecidual da Fluoruracila, sendo comprovado o sinergismo quando o paciente recebe Oxaliplatina antes da Fluoruracila.[52] Assim, para otimizar o tempo de infusão e o tratamento, sugere-se iniciar a infusão pela Oxaliplatina concomitante com o Ácido Folínico (administrando logo no início de modo a permitir um intervalo de 30 a 60 minutos entre o final da sua infusão e o início da infusão da Fluoruracila), em dispositivos de infusão múltipla via (Y). E, a seguir, a Fluoruracila (em *bolus* seguido de infusão contínua, quando aplicável). Vale ressaltar a importância da limpeza do sistema de infusão entre a infusão da Oxaliplatina e da Fluoruracila.

1º	2º	3º
Ácido Folínico + Oxaliplatina*	Fluoruracila (*bolus*)	Fluoruracila (infusão contínua)**

*É imprescindível a lavagem do acesso com 100 mL de solução glicosada 5% ou outro diluente compatível.

**Para esquemas que possuem essa infusão adicional.

Caso o quesito tempo não seja um fator importante para a tomada de decisão com relação à ordem de infusão, pode-se adotar a seguinte ordem de infusão: Oxaliplatina → Ácido Folínico → Fluoruracila (em *bolus* → infusão contínua, quando aplicável).

1°	2°	3°	4°
Oxaliplatina	Ácido Folínico*	Fluoruracila (*bolus*)	Fluoruracila (infusão contínua)**

*Idealmente de 30 a 60 minutos antes da infusão do Fluoruracila.

**Para esquemas que possuem essa infusão adicional.

Ácido Folínico e Metotrexato

Os medicamentos desse protocolo não apresentam interação medicamentosa grave,[17,41] com compatibilidade físico-química para administração em dispositivos de infusão múltipla via (Y),[42] embora existam relatos de incompatibilidade.[44] O Metotrexato possui ação ciclo específica,[22] e, em geral, é considerado um medicamento sem ação vesicante ou irritante do endotélio vascular ou de tecidos.[43,44]

O Metotrexato possui como mecanismo de ação a inibição da enzima di-hidrofolato redutase, impedindo, assim, a redução de di-hidrofolato em tetra-hidrofolato ativo.[11,43] Em esquemas terapêuticos que empregam altas doses de Metotrexato, deve-se, dentro de até 42 horas, realizar o resgate com o Ácido Folínico.[43,44] Grande parte dos esquemas possui doses fixas e intervalos bem delimitados; contudo, a monitorização dos níveis séricos do Metotrexato é o melhor parâmetro para a definição de doses e intervalos do resgate.[59] A ordem de infusão é muito bem estabelecida na literatura,[59–63] inicia-se com a infusão de Metotrexato, e, de acordo com o protocolo, após um intervalo de tempo, em geral não inferior a 24 horas, se inicia o resgate com o Ácido Folínico.[59]

1°	2°
Metotrexato*	Ácido Folínico

*Intervalo de acordo com protocolo e/ou dados laboratoriais.

Ácido Zoledrônico e Paclitaxel

Os medicamentos desse protocolo não apresentam interação medicamentosa grave[64], com compatibilidade físico-química para administração em dispositivos de infusão múltipla via (Y).[42] O Paclitaxel possui ação ciclo específica e vesicante,[22,43,44] enquanto o Ácido Zoledrônico não aparece como medicamento vesicante ou irritante.[22]

Para esse protocolo, testes *in vitro* demonstraram maior potencial de apoptose de células neoplásicas, sinergismo, com a infusão do Ácido Zoledrônico adicional ao Paclitaxel.[65–67] Para células de câncer de mama, o melhor resultado foi obtido com a infusão do Paclitaxel primeiro, e do Ácido Zoledrônico no dia seguinte.[65] Estudos *in*

24 • Capítulo 2

vivo ainda precisam ser realizados para verificar se o efeito clínico é realmente superior com essa ordem de infusão, e se é necessário aguardar um dia para essa infusão. Contudo, diante da evidência disponível, sugere-se a infusão do Paclitaxel primeiro, com o Ácido Zoledrônico iniciando a infusão apenas 24 horas após o início da infusão do Paclitaxel.

1° Paclitaxel*	2° Ácido Zoledrônico

Em dias sequenciais, com infusão do Ácido Zoledrônico após 24 h do início da infusão do Paclitaxel.

Atezolizumabe, Carboplatina e Etoposídeo

Esse protocolo não apresenta nenhuma interação medicamentosa grave.[17,41] A Carboplatina e o Etoposídeo apresentam compatibilidade físico-química entre si para administração em dispositivos de infusão múltipla via (Y). A compatibilidade do Atezolizumabe não foi testada em relação aos demais fármacos, existindo a recomendação para não ser infundido em conjunto com nenhum outro medicamento.[42] A Carboplatina é um medicamento ciclo não específico, enquanto o Etoposídeo é ciclo específico[43,44] e o Atezolizumabe é um anticorpo monoclonal.[17] O Etoposídeo e a Carboplatina possuem característica de irritação tecidual e do endotélio vascular.[22]

O Atezolizumabe é um medicamento novo, com poucos estudos disponíveis para orientar a ordem de infusão. Não foram encontrados estudos avaliando possíveis alterações farmacocinéticas do Atezolizumabe quando utilizado em conjunto com Etoposídeo e/ou Carboplatina, mas sua elevada meia-vida (27 dias) e baixo volume de distribuição (6,9 L) indicam que o mesmo possivelmente não sofra interferência com importância clínica desses medicamentos.[17] Uma vez que não foram encontrados estudos comparando o resultado das diferentes ordens de infusão, considera-se mais adequado o seguimento da sequência descrita por Horn *et al.*,[68] no qual o protocolo é iniciado por Atezolizumabe. Conforme discutido no protocolo Carboplatina e Etoposídeo, parece mais adequado que a Carboplatina seja infundida após o Etoposídeo. Desse modo, considera-se mais adequado que a infusão se inicie pelo Atezolizumabe, seguido pelo Etoposídeo e pela Carboplatina.

1° Atezolizumabe	2° Etoposídeo	3° Carboplatina

É imprescindível a lavagem do acesso com ao menos 100 mL de solução compatível antes e após a infusão do Atezolizumabe.

Bevacizumabe e Irinotecano

Os medicamentos desse protocolo não apresentam interação medicamentosa grave,[69] não havendo informações disponíveis sobre a compatibilidade físico-química para administração em dispositivos de infusão múltipla via (Y).[42] Ambos possuem ação ciclo específica,[11,43] e o Irinotecano apresenta potencial irritante do leito vascular.[22,43,44]

A infusão posterior do Bevacizumabe não interfere nos parâmetros farmacocinéticos do Irinotecano[70]. Tanto a infusão iniciada pelo Bevacizumabe[71] quanto a iniciada pelo Irinotecano[72] foram empregadas com resultados satisfatórios, mas sem a comparação de ambas as ordens de infusão no mesmo estudo. Desse modo, na ausência de evidências claras a respeito de possíveis alterações clínicas, foi considerado como adequada a ordem de infusão que sabidamente não apresenta alteração de parâmetros farmacocinéticos[70], ou seja, iniciando pelo Irinotecano, seguido do Bevacizumabe.

1°	2°
Irinotecano*	Bevacizumabe

*Em razão da inexistência de uma evidência que suporte a estabilidade desses medicamentos para infusão em Y, recomenda-se a lavagem do equipo com 100 mL de solução compatível antes do início da infusão do Bevacizumabe.

Bleomicina e Cisplatina

Não é relatada nenhuma interação medicamentosa grave na utilização desse protocolo.[17,41] Todos os medicamentos apresentam compatibilidade físico-química para infusão em dispositivos de infusão múltipla via (Y).[42] A Bleomicina possui ação ciclo específica, enquanto a Cisplatina é ciclo não específica.[43,44] A Cisplatina possui características de irritação tecidual e do endotélio vascular.[22] Ela é eliminada principalmente pela via renal (90%), e exerce influência na eliminação de vários medicamentos excretados por essa via, como Paclitaxel, Etoposídeo, Metotrexato, Ifosfamida e Bleomicina.[44,73,74]

Estudo em cultura de células demonstrou maior ação citotóxica para a administração na sequência Cisplatina seguida pela Bleomicina em exposição prolongada. Para exposição por curta duração da Bleomicina, os resultados não foram conclusivos, com resultados contraditórios para o tipo de célula testada, com ligeira vantagem para a ordem Bleomicina seguida pela Cisplatina.[75] Não foram encontrados ensaios clínicos investigando o efeito da ordem de infusão; contudo, é possível encontrar estudos que empregam a ordem Bleomicina seguida pela Cisplatina.[76]

Considerado que a Bleomicina pode ser administrada em *bolus* lento em grande parte dos serviços, por questões logísticas, e considerando possíveis alterações no perfil farmacocinético da Bleomicina, parece mais racional iniciar a infusão pela Bleomicina, fato este que permite ainda que o medicamento ciclo específico seja infundido primeiramente.

1º	2º
Bleomicina	Cisplatina

Bleomicina, Cisplatina e Etoposídeo (BEP)

Não é relatada nenhuma interação medicamentosa grave na utilização desse protocolo.[17,41] Todos os medicamentos apresentam compatibilidade físico-química para infusão em dispositivos de infusão múltipla via (Y).[42] A Bleomicina e o Etoposídeo são medicamentos ciclo específicos, enquanto a Cisplatina é ciclo não específico.[43,44] A Cisplatina e o Etoposídeo possuem características de irritação tecidual e do endotélio vascular.[22] A Cisplatina é eliminada sobretudo pela via renal (90%), e exerce influência na eliminação de vários medicamentos excretados por essa via, como Paclitaxel, Etoposídeo, Metotrexato, Ifosfamida e Bleomicina.[44,73,74]

Estudo em cultura de células demonstrou maior ação citotóxica para a administração na sequência Cisplatina seguida pela Bleomicina em exposição prolongada. Para exposição por curta duração da Bleomicina, os resultados não foram conclusivos, com resultados contraditórios para o tipo de célula testada, com ligeira vantagem para a ordem Bleomicina seguida pela Cisplatina.[75] O mesmo estudo também evidenciou maior efeito para a exposição da Bleomicina seguida pelo Etoposídeo em exposição prolongada. Para exposições curtas, o resultado também foi contraditório, com uma aparente vantagem para essa ordem de infusão (iniciando com Bleomicina).[75] Não foram encontrados ensaios clínicos investigando o efeito da ordem de infusão para esses medicamentos; contudo, é possível encontrar estudos que empregam a ordem Bleomicina[77] e Etoposídeo[78] seguidas pela Cisplatina.

Com relação à interação da Cisplatina com o Etoposídeo, estudos em cultura de células demonstraram maior sinergismo desse protocolo quando as células foram expostas primeiro ao Etoposídeo e depois à Cisplatina, com antagonismo em alguns tipos de células tumorais com a infusão na ordem inversa.[75] Porém, estudo em células envolvendo os três medicamentos desse protocolo apontaram para resultados mais promissores com a infusão do Etoposídeo, seguido pela Bleomicina e pela Cisplatina.[75] Não foram encontrados ensaios clínicos investigando o efeito da alteração da ordem de infusão em humanos.

Objetivando a diminuição de um possível efeito na eliminação, parece racional deixar a administração da Cisplatina por último. E embora ainda faltem evidências clínicas, os resultados *in vitro* desse protocolo apresentam melhores resultados para a infusão de Etoposídeo, seguida pela Bleomicina e pela Cisplatina, o que permite a infusão dos medicamentos ciclo específicos primeiro, sendo essa a ordem de infusão sugerida.

1º	2º	3º
Etoposídeo	Bleomicina	Cisplatina

Bleomicina, Cisplatina, Mitomicina e Vincristina (BOMP)

Não é relatada interação medicamentosa grave entre os medicamentos desse protocolo,[17,41] com compatibilidade físico-química para infusão em dispositivos de infusão múltipla via (Y).[42] Bleomicina e Vincristina são medicamentos ciclo específicos, enquanto a Cisplatina e a Mitomicina são ciclo não específicas.[43,44] A Mitomicina e a Vincristina são medicamentos que possuem ação vesicante e a Cisplatina tem ação irritante tecidual e do endotélio vascular.[22]

Analisando dados farmacológicos desses medicamentos, a Bleomicina possui metabolismo microssomal, e excreção principalmente renal. A Vincristina apresenta metabolismo hepático, sobretudo do citocromo P450, subtipo 3A, e excreção principalmente pela bile e fezes (70-80%).[43,44] A Mitomicina apresenta poucos dados cinéticos, parece ser pouco excretada na urina na forma ativa e na forma de diversos metabólitos.[11,44,79] A Cisplatina é metabolizada intracelularmente e na corrente sanguínea, com potencial competição por eliminação renal com outros medicamentos.[43,44]

Estudo em cultura de células não demonstrou muita diferença entre a ordem de infusão de três medicamentos desse protocolo, com bons resultados para a ordem de infusão Bleomicina, Mitomicina e Cisplatina.[75] Embora não tenha sido encontrado ensaio clínico avaliando especificamente o efeito da ordem de infusão sobre o presente protocolo, levando em consideração a logística de serviços oncológicos, sugere-se iniciar com a Vincristina (vesicante e ciclo específica), seguida da Bleomicina (ciclo específica), da Mitomicina (vesicante e ciclo não específica) e da Cisplatina (irritante e ciclo não específica).

1º	2º	3º	4º
Vincristina	Bleomicina	Mitomicina	Cisplatina

Bleomicina, Dacarbazina, Doxorrubicina, Rituximabe e Vimblastina (R-ABVD)

O raciocínio para esse protocolo é bem similar ao realizado para o ABVD (sem Rituximabe). Para mais detalhes, ver o protocolo a seguir. Não foi encontrada nenhuma interação medicamentosa grave entre os medicamentos.[17,41] O Rituximabe possui incompatibilidade físico-química com a Doxorrubicina, é compatível com a Vimblastina e não há informações disponíveis sobre sua compatibilidade com a Dacarbazina.[42].

Não há consenso na literatura sobre a melhor ordem de infusão,[80,81] mas em razão do seu mecanismo de ação, o Rituximabe pode desempenhar uma ação de sensibilização específica nas células com proteínas de superfície do tipo CD20^{+14}. Contudo, análise retrospectiva demonstrou menor incidência de reações, como febre e queda na saturação de oxigênio, quando o Rituximabe foi infundido ao final do protocolo CHOP.[82] Não foram encontrados estudos avaliando o efeito da administração do Rituximabe antes ou depois do ABVD. Portanto, considera-se mais adequado manter a ordem de infusão do esquema ABVD, inserindo o Rituximabe por último no primeiro ciclo, e ao início nos ciclos subsequentes, exceto em caso de contraindicação médica por reação adversa, com monitoramento de reações febris e da saturação de oxigênio dos pacientes. A adoção dessa ordem de infusão evita que o Rituximabe seja infundido antes ou após a Doxorrubicina (evitando incompatibilidade físico-química), mas não elimina a importância de lavagem do sistema de infusão com solução compatível.

1º	2º	3º	4º	5º
Rituximabe*	Vimblastina	Doxorrubicina	Bleomicina	Dacarbazina

*Exceto no primeiro ciclo, em que deve de preferência ser infundido por último. Ressalta-se a importância de realizar a infusão de solução (100 mL) para a limpeza do sistema de infusão entre o Rituximabe e o medicamento anterior/posterior.

Bleomicina, Dacarbazina, Doxorrubicina e Vimblastina (ABVD)

Não foram encontradas evidências que apontem para alguma interação grave entre os medicamentos[17,41] ou designação clara da ordem de infusão.[83,84] Com relação à compatibilidade físico-química para infusão em dispositivos de infusão múltipla via (Y), todos esses medicamentos apresentam compatibilidade entre si.[42] A Bleomicina e Vimblastina são medicamentos ciclo específicos, enquanto a Doxorrubicina e a Dacarbazina são consideradas como ciclo não específicos.[43,44] A Dacarbazina possui ação irritante e a Doxorrubicina e a Vimblastina possuem elevado potencial vesicante tecidual e do endotélio vascular.[22]

A administração da Bleomicina e da Vimblastina está associada ao aumento do risco para síndrome de Raynaud.[85] Como ambos os medicamentos fazem parte do protocolo, esse é um risco inerente ao mesmo. O que se pode fazer, embora não haja nenhuma evidência científica de benefícios reais, é evitar a administração seguida desses medicamentos, a fim de propiciar tempo para distribuição e redistribuição do primeiro fármaco administrado, reduzindo sua concentração sérica no momento da administração do seguinte, minimizando, assim, teoricamente, o risco de uma interação por concomitância do pico máximo de biodisponibilidade.[11,17,41]

Estudo em modelo animal evidenciou que a ordem de infusão entre a Doxorrubicina e a Vimblastina não provocou alteração no efeito.[86] Não foram encontrados estudos envolvendo os demais medicamentos, o que limita a capacidade de inferência segura para a ordem de infusão. Considerando essa limitação, uma possível ordem de administração seria iniciar pela Vimblastina (vesicante e de ação ciclo específica), seguida pela Doxorrubicina (também vesicante), pela Bleomicina e pela Dacarbazina. Como segundo medicamento, a Doxorrubicina se intercala à infusão da Vimblastina e da Bleomicina. Essa ordem permite que a Dacarbazina seja administrada após a Bleomicina, fato positivo por questões operacionais, pois a administração dos três primeiros medicamentos em *bolus* lento pode facilitar o fluxo de atendimento ambulatorial.[17,44,69]

1º	2º	3º	4º
Vimblastina	Doxorrubicina	Bleomicina	Dacarbazina

Bleomicina e Paclitaxel

Os medicamentos desse protocolo não apresentam interação medicamentosa grave,[69] com compatibilidade físico-química entre eles.[42] Ambos possuem ação ciclo específica, e o Paclitaxel é considerado um medicamento vesicante.[22,43,44] Estudo *in vitro* em modelo animal (*in vivo*) demonstrou maior ação sinérgica com a infusão da Bleomicina seguida pelo Paclitaxel.[87] Em razão da escassez de informações disponíveis sobre esse protocolo, levando-se em consideração a evidência disponível, é possível sugerir que a infusão deve iniciar pela Bleomicina seguida pelo Paclitaxel.[88]

1º	2º
Bleomicina	Paclitaxel

30 • Capítulo 2

Bortezomibe e Carboplatina

Os medicamentos desse protocolo não apresentam interação medicamentosa grave,[17,69] não havendo informações disponíveis sobre a compatibilidade físico-química entre eles.[42] O Bortezomibe possui ação ciclo específica, enquanto a Carboplatina possui ação ciclo não específica.[43,44] A Carboplatina possui ação irritante sobre o endotélio vascular.[22]

Avaliando o ciclo celular e questões farmacocinéticas, pode-se pensar que a infusão deve começar pelo Bortezomibe, tanto em razão da maior estabilização das células neoplásicas em fases de divisão, quando ela é administrada primeiro,[89] quanto por uma possível menor influência na excreção do Bortezomibe. Contudo, estudo em cultura de células indica maior efeito em células de câncer de pulmão[90] para a sequência Carboplatina seguida pelo Bortezomibe. Contrariando esse resultado, ensaio clínico avaliando a ordem de infusão do Bortezomibe em relação ao Paclitaxel e à Carboplatina, os melhores resultados de toxicidade e resposta parcial ocorreram quando o Bortezomibe foi infundido primeiro.[91] O referido ensaio clínico empregou a administração do Bortezomibe endovenoso em *bolus*, o que pode não coincidir com o modo de administração de diversos protocolos, que realizam o Bortezomibe subcutâneo. Tal diferença limita a extrapolação desses resultados para diferentes vias de administração. Considerando que a administração subcutânea pode apresentar menos efeitos colaterais,[64] e que o pico de concentração máximo ocorrer cerca de 30 minutos após a administração,[92] uma maneira de aproximar os perfis farmacocinéticos, para administração subcutânea, seria realizando um intervalo entre a administração dos medicamentos. Mas ressalta-se que não há estudos que auxiliem a definição de um intervalo adequado, muito menos que possam indicar se a menor toxicidade e o resultado parcial serão influenciados pela ordem de infusão com a administração do Bortezomibe subcutâneo.

Apesar das limitações citadas, e considerando imprescindível que cada instituição que emprega esse protocolo deve avaliar sua rotina e se aprofundar nessa discussão, parece mais seguro que a infusão se inicie com o Bortezomibe (endovenoso em *bolus*), seguido pela Carboplatina. Não existem evidências de que essa ordem de infusão (ou a inversa) seja a mais adequada para administração do Bortezomibe subcutâneo.

1°	2°
Bortezomibe*	Carboplatina

Em razão da inexistência de uma evidência que suporte a estabilidade desses medicamentos para infusão em Y, recomenda-se a lavagem do equipo com solução compatível antes do início da infusão da Carboplatina.

Bortezomibe e Citarabina

Os medicamentos desse protocolo não apresentam interação medicamentosa grave,[17,69] não havendo informações disponíveis sobre a compatibilidade físico-química entre eles.[42] Ambos os medicamentos possuem ação ciclo específica[43,44] e não produzem danos às células do epitélio vascular.[22]

A ação do Bortezomibe em cultura de células pode promover a diminuição da incorporação da Citarabina no metabolismo de células de linfoma, promovendo o antagonismo de ação.[93,94] Por essa razão, estudos *in vitro* recomendam que a administração seja preferencialmente iniciada pela Citarabina e seguida pelo Bortezomibe. Não foram encontrados ensaios clínicos comparando as diferentes ordens de infusão. Diante disso, mesmo que de maneira ainda frágil, considera-se a sugestão dos estudos *in vitro*, e considerando a lógica de funcionamento do ciclo celular e as interações farmacodinâmicas dos medicamentos,[11,17,43] considera-se mais adequado que a infusão deve iniciar pela Citarabina, realizando a limpeza do sistema de infusão, e seguir com o Bortezomibe.

1º	2º
Citarabina*	Bortezomibe

*Em razão da inexistência de uma evidência que suporte a estabilidade desses medicamentos para infusão em Y, recomenda-se a lavagem do equipo com solução compatível antes do início da infusão do Bortezomibe.

Bortezomibe e Gencitabina

Os medicamentos desse protocolo não apresentam interação medicamentosa grave,[17,69] não havendo informações disponíveis sobre a compatibilidade físico-química entre eles.[42] Ambos possuem ação ciclo específica[43,44] e não produzem danos às células do epitélio vascular.[22]

Estudo em cultura de células indicam maior redução na contagem de células de câncer de pâncreas[89] e de pulmão[90] para a sequência Gencitabina seguida pelo Bortezomibe. A exposição simultânea aos medicamentos apresentou menor indução da apoptose, do que comparado com a exposição sequencial.[89] Contudo, efeito contrário foi relatado empregando essa ordem de exposição (Gencitabina → Bortezomibe) a células de câncer de pulmão, com melhores resultados para a ordem Bortezomibe seguido pela Gencitabina.[95] A contrariedade dos resultados não permite a indicação segura de uma ordem de infusão, mas seguindo o raciocínio do funcionamento do

32 • Capítulo 2

ciclo celular, e o maior número de evidências encontradas, parece mais adequado que a infusão se inicie pela Gencitabina, seguida pelo Bortezomibe.

1º Gencitabina*	2º Bortezomibe

*Em razão da inexistência de uma evidência que suporte a estabilidade desses medicamentos para infusão em Y, recomenda-se a lavagem do equipo com solução compatível antes do início da infusão do Bortezomibe.

Bortezomibe e Mitoxantrona

Os medicamentos desse protocolo não apresentam interação medicamentosa grave,[17,69] não havendo informações disponíveis sobre a compatibilidade físico-química entre eles.[42] O Bortezomibe possui ação ciclo específica, enquanto a Mitoxantrona possui ação ciclo inespecífica[43,44] e ação vesicante sobre as células do epitélio vascular.[22]

Avaliando o ciclo celular, pode-se pensar que a infusão deve começar pelo Bortezomibe, em razão da maior estabilização das células neoplásicas em fases de divisão quando ele é administrada primeiro.[89] Estudo em células demonstrou antagonismo com a administração inicial da Mitoxantrona, ou seja, recomendando que a infusão se inicie pelo Bortezomibe.[94] Não foram encontrados ensaios clínicos que pudessem auxiliar a definição da ordem de infusão, mas levando em consideração as evidências disponíveis parece mais adequado que a infusão se inicie pelo Bortezomibe, seguido pela Mitoxantrona.

1º Bortezomibe*	2º Mitoxantrona

*Em razão da inexistência de uma evidência que suporte a estabilidade desses medicamentos para infusão em Y, recomenda-se a lavagem do equipo com solução compatível antes do início da infusão da Mitoxantrona.

Carboplatina e Cetuximabe

Os medicamentos desse protocolo não apresentam interação medicamentosa grave,[17,69] não havendo informações disponíveis sobre a compatibilidade físico-química entre eles.[42] O Cetuximabe é um anticorpo monoclonal,[17] não havendo informações disponíveis sobre lesão tecidual.[22] A Carboplatina possui ação ciclo não específica[43,44] e irritante sobre o endotélio vascular.[22]

Estudo em cultura de células encontrou sinergismo com a exposição inicial à Carboplatina, seguida pela exposição ao Cetuximabe. Foi observado antagonismo em teste com a ordem inversa de infusão[96]. É comum a verificação na literatura do emprego da ordem de infusão Carboplatina seguida pelo Cetuximabe,[97–99] sem a comparação com a ordem inversa. Porém, ensaio clínico investigando a ordem de infusão do Cetuximabe em relação à Carboplatina e Paclitaxel encontrou menor neuropatia com a infusão final do Cetuximabe, sem alteração da taxa de resposta e sobrevida livre da doença, recomendando, portanto, a infusão do Cetuximabe após os demais medicamentos.[100] Haja vista que não foram encontradas mais evidências a respeito do tema, sugere-se, mesmo que em um esquema modificado, adotar a ordem de infusão recomendada por Herbst et al.[100] (mesmo com a utilização de um fármaco a mais no estudo), e referendada por estudo in vitro,[96] com infusão da Carboplatina seguida pelo Cetuximabe.

1° Carboplatina*	2° Cetuximabe

*Em razão da inexistência de uma evidência que suporte a estabilidade desses medicamentos para infusão em Y, recomenda-se a lavagem do equipo com solução compatível antes do início da infusão do Cetuximabe.

Carboplatina, Cetuximabe e Paclitaxel

Os medicamentos desse protocolo não apresentam interação medicamentosa grave.[17,69] A Carboplatina e o Paclitaxel possuem compatibilidade físico-química para infusão em Y; contudo, não há evidências a respeito de testes envolvendo esses medicamentos e o Cetuximabe.[42] O Cetuximabe é um anticorpo monoclonal,[17] não havendo informações disponíveis sobre lesão tecidual.[22] O Paclitaxel tem ação ciclo específica[43,44] e vesicante.[22] E a Carboplatina possui ação ciclo não específica[43,44] e irritante.[22]

A ordem de infusão do Paclitaxel e da Carboplatina parece não alterar os efeitos clínicos do protocolo.[101–104] Contudo, considera-se mais adequado a infusão iniciar pelo Paclitaxel por ser um medicamento vesicante e ciclo específico. Estudo em cultura de células encontrou sinergismo com a exposição inicial a Carboplatina/Paclitaxel, seguida pela exposição ao Cetuximabe. Foi observado antagonismo em teste com as ordens inversas de infusão.[96] Ensaio clínico investigando a ordem de infusão do Cetuximabe em relação a esses medicamentos encontrou menor neuropatia infundindo o

34 • Capítulo 2

Paclitaxel, seguido pela Carboplatina e depois pelo Cetuximabe, sem alteração da taxa de resposta e sobrevida livre da doença.[100] Nota-se que nesse estudo a ordem de infusão do Paclitaxel e da Carboplatina não foi alvo de investigação, mantendo sempre o Paclitaxel antes da Carboplatina.

1º Paclitaxel	2º Carboplatina*	3º Cetuximabe

Em razão da inexistência de uma evidência que suporte a estabilidade desses medicamentos para infusão em Y, recomenda-se a lavagem do equipo com solução compatível antes do início da infusão do Cetuximabe.

Carboplatina e Docetaxel

Embora não conste nenhuma interação medicamentosa grave entre esses medicamentos,[17,41] estudos observacionais indicam haver aumento da toxicidade quando se administra a Carboplatina seguida do Docetaxel.[44] Os medicamentos são compatíveis entre si para administração em dispositivos de infusão múltipla via (Y).[42] O Docetaxel é ciclo específico, enquanto a Carboplatina é ciclo não específica.[43,44] A Carboplatina possui característica de irritação tecidual e do endotélio vascular, e o Docetaxel, embora ainda não claro, pode apresentar ação vesicante.[22]

A Carboplatina tem o efeito de diminuir o *clearance* renal de alguns medicamentos,[15,43] embora não se saiba se esse efeito ocorre com o Docetaxel. Estudo *in vitro* demonstrou melhor efeito quando as células eram incubas primeiro com o Docetaxel e depois com a Carboplatina.[105] Ensaio clínico de fase I não encontrou alteração importante do perfil de farmacocinética dos medicamentos, independentemente da ordem de infusão, com recomendação para que a Carboplatina preceda o Docetaxel.[106] Contudo, outros ensaios clínicos realizaram teste com a ordem inversa, ou seja, iniciando pelo Docetaxel, e relataram resultados satisfatórios de efeito e toxicidade.[107-109] Uma vez que a ordem não parece exercer um efeito significativo para o tratamento,[88] levando em consideração o efeito ciclo específico, provável perfil de segurança com a depuração potencialmente reduzida pela Carboplatina, ação vesicante do Docetaxel e os resultados dos estudos *in vitro*, considera-se como sugestão a infusão do Docetaxel seguida pela Carboplatina.

1º Docetaxel	2º Carboplatina

Ordens de Infusão de Protocolos de Tratamento Antineoplásicos • **35**

Carboplatina, Doxorrubicina Lipossomal e Paclitaxel

Os medicamentos desse protocolo apresentam uma interação medicamentosa grave, na qual o Paclitaxel aumenta a exposição à Doxorrubicina Lipossomal e seus metabólitos, motivo pelo qual se aconselha que a infusão se inicie pela Doxorrubicina Lipossomal.[17,41] A Carboplatina e o Paclitaxel apresentam compatibilidade físico-química para administração em dispositivos de infusão múltipla via (Y), enquanto a Doxorrubicina Lipossomal possui recomendação de não ser administrada concomitantemente com nenhum medicamento ou eletrólito.[42].A Carboplatina é um medicamento ciclo não específico, enquanto o Paclitaxel e a Doxorrubicina Lipossomal são ciclo específicos.[11,43,44] A Carboplatina apresenta ação irritante e os demais medicamentos apresentam ação vesicante do endotélio vascular.[22,44]

De acordo com recomendações internacionais, visando à diminuição dos efeitos adversos da Doxorrubicina Lipossomal, a mesma deve ser infundida antes do Paclitaxel.[17] Não foram encontradas evidências comparando a ordem de infusão da Doxorrubicina Lipossomal com a Carboplatina, mas, provavelmente em razão das possíveis interações farmacocinéticas na excreção da Doxorrubicina Lipossomal,[11,17,43] é relatada a infusão da Carboplatina ao final do protocolo.[110] Por fim, conforme discutido no protocolo Carboplatina e Paclitaxel, parece ser mais adequado que a infusão da Carboplatina seja infundida após o Paclitaxel. Desse modo, o presente protocolo apresenta maior segurança para eventos adversos com a infusão iniciada pela Doxorrubicina Lipossomal, realização de limpeza do sistema de infusão, seguida pelo Paclitaxel e, ao final, pela Carboplatina.

1º	2º	3º
Doxorrubicina Lipossomal*	Paclitaxel	Carboplatina

*É imprescindível a lavagem do acesso com ao menos 100 mL de solução compatível antes e após a infusão da Doxorrubicina Lipossomal.

Carboplatina e Etoposídeo

Esse protocolo não apresenta nenhuma interação medicamentosa grave,[17,41] e os medicamentos apresentam compatibilidade físico-química entre si para administração em dispositivos de infusão múltipla via (Y).[42] A Carboplatina é um medicamento ciclo não específico, enquanto o Etoposídeo é ciclo específico.[43,44] O Etoposídeo e a Carboplatina possuem característica de irritação tecidual e do endotélio vascular.[22]

De modo similar ao que ocorre com a Cisplatina, a Carboplatina possui o efeito de diminuir o *clearance* renal de alguns medicamentos, dentre eles do Etoposídeo;[15,43] porém esse efeito parece ser pequeno, com pouco impacto clínico.[15,111] Mesmo considerando a possível interação farmacocinética fraca entre esses medicamentos, a ação ciclo específica do Etoposídeo pode favorecer o sinergismo de ação entre esses medicamentos, sendo, portanto, considerado mais adequado que a infusão se inicie pelo Etoposídeo, e depois seja infundida a Carboplatina.

1º	2º
Etoposídeo	Carboplatina

Carboplatina, Etoposídeo e Ifosfamida (ICE)

Nenhuma interação medicamentosa grave foi relatada na utilização desses medicamentos.[17,41] Todos os medicamentos possuem compatibilidade físico-química entre si, para administração em dispositivos de infusão múltipla via (Y).[42] A Carboplatina e Ifosfamida são medicamentos ciclo não específicos, e o Etoposídeo é ciclo específico.[43,44] A Carboplatina, o Etoposídeo e a Ifosfamida possuem a característica de irritação tecidual e do endotélio vascular.[22]

A Ifosfamida é um pró-fármaco, ou seja, necessita ser metabolizada no fígado para se tornar ativa.[43] De modo similar ao que ocorre com a Cisplatina, a Carboplatina possui o efeito de diminuir o *clearance* renal de alguns medicamentos, o que pode em potencial, mesmo que de maneira pouco significativa, interferir na excreção dos demais medicamentos.[15,43,111]

Teoricamente, a administração do Etoposídeo antes da Ifosfamida pode apresentar menor toxicidade, uma vez que permite o metabolismo hepático do pico de concentração do Etoposídeo antes da ativação máxima da Ifosfamida. Não foram encontrados estudos que pudessem embasar ou refutar essa teoria, mas com base no raciocínio apresentado, e priorizando a administração do medicamento ciclo específico, sugere-se a sequência Etoposídeo, seguida da Ifosfamida e Carboplatina.

1º	2º	3º
Etoposídeo	Ifosfamida	Carboplatina

Carboplatina e Fluoruracila

Os medicamentos desse protocolo não apresentam interação medicamentosa grave.[69] Embora o Micromedex considere que esses medicamentos são compatíveis para a infusão em Y,[42] existem indícios de incompatibilidade físico-química entre eles.[112] A Fluoruracila apresenta ação ciclo específica e ambos são irritantes.[22,43,44]

Estudo *in vitro* demonstrou que a infusão prévia da Fluoruracila apresentou maior ação antitumoral, ao passo de que a infusão inicial da Carboplatina apresentou menor toxicidade.[113] Estudos de fase II, em seres humanos, mostram que a infusão prévia de Fluoruracila apresenta resultados de toxicidade similar aos de outros protocolos. Por outro lado, estudos enfocando cronomodulação apresentaram menos efeitos colaterais e melhor resposta terapêutica, empregando a administração da Carboplatina à tarde (16 h-20 h) e da Fluoruracila à noite (22 h-07 h) para protocolo com infusão prolongada da Fluoruracila.[114]

As evidências ainda são esparsas sobre o tema cronomodulação, mas os achados sustentam a proposição de realizar a infusão da Carboplatina no período da tarde, seguida pela Fluoruracila à noite, ou o mais tarde possível, de acordo com a realidade de cada serviço.

1º	2º
Carboplatina*	Fluoruracila

A lavagem do sistema de infusão com solução compatível é essencial no caso de infusão sequencial direta. O esquema deve ser administrado de preferência no período da tarde (Carboplatina) e finalizado durante a noite (Fluoruracila).

Carboplatina e Gencitabina

Os medicamentos desse protocolo não apresentam interação medicamentosa grave,[17,69] com registro de compatibilidade físico-química entre esses medicamentos para infusão em Y.[42] A Gencitabina possui ação ciclo específica, enquanto a Carboplatina possui ação ciclo não específica,[43,44] com ação irritante da Carboplatina sobre o endotélio vascular.[22]

Estudo *in vitro* com cultura de células encontrou maior ação da combinação quando as células foram expostas primeiro à Gencitabina e depois à Carboplatina.[115] Ensaio clínico não encontrou diferença na toxicidade ou farmacocinética desse protocolo com a alteração da ordem de infusão.[116] Na literatura, é possível encontrar estudos empregando ambas as ordens de infusão, sem uma análise aprofundada que permita avaliar diferenças na eficácia ou na segurança.[117,118] O que parece ser mais efetiva é que a infusão da Gencitabina seja em uma taxa de dose fixa ($10 \text{ mg/m}^2/\text{min}$), o que permitiria maior fosforilação da droga e maior conversão em sua forma ativa, em comparação com a infusão mais rápida.[118] Levando

38 • Capítulo 2

em consideração que não foram encontradas evidências conclusivas a respeito do presente protocolo, mas que teoricamente a infusão de um medicamento ciclo específico pode apresentar efeito sinérgico, considera-se adequado que a infusão se inicie pela Gencitabina, seguida pela Carboplatina.

1º Gencitabina	2º Carboplatina

Carboplatina e Ifosfamida

Nenhuma interação medicamentosa grave foi relatada na utilização desses medicamentos.[17,41] Os medicamentos têm compatibilidade físico-química entre si, para a administração em dispositivos de infusão múltipla via (Y).[42] Ambos são medicamentos ciclo não específicos[43,44] e possuem a característica de irritação tecidual e do endotélio vascular.[22]

Esses medicamentos podem ser empregados de modo simultâneo e contínuo, dependendo do protocolo em questão.[119] Contudo, a infusão em pouco tempo e sequencial é uma das mais observadas. A Ifosfamida é um pró-fármaco, ou seja, necessita ser metabolizada no fígado para se tornar ativa.[43] De modo similar ao que ocorre com a Cisplatina, a Carboplatina possui o efeito de diminuir o *clearance* renal de alguns medicamentos, o que pode, em potencial, mesmo que de maneira pouco significativa, interferir na excreção dos demais medicamentos.[15,43,111] Não foram encontrados estudos que pudessem embasar ou refutar essa teoria, mas com base no raciocínio apresentado, sugere-se a sequência Ifosfamida seguida pela Carboplatina.

1º Ifosfamida*	2º Carboplatina

Quando a Mesna for prescrita, ela deve ser dividida. Mais detalhes no esquema Ifosfamida e Mesna.

Carboplatina e Paclitaxel

Os medicamentos desse protocolo não apresentam interação medicamentosa grave[17,41] e têm compatibilidade físico-química para administração em dispositivos de infusão múltipla via (Y).[42] A Carboplatina é um medicamento ciclo não específico, enquanto o Paclitaxel é ciclo específico,[11,43,44] com ação irritante e vesicante do endotélio vascular, respectivamente.[22,44]

Estudo *in vitro* demostrou haver sinergismo entre esses medicamentos, independentemente da ordem de exposição.[87] Estudos clínicos não identificaram diferença clínica significativa em relação à ordem de infusão desses medicamentos.[101–104] Uma vez que as evidências apontam que a ordem de infusão parece não interferir na ação e toxicidade do presente esquema, em razão da ausência de evidências mais robustas, sugere-se iniciar a infusão pelo Paclitaxel, medicamento ciclo específico e vesicante, com a Carboplatina a seguir, de ação ciclo não específica e irritante.

1°	2°
Paclitaxel	Carboplatina

Carboplatina e Topotecano

Os medicamentos desse protocolo apresentam uma interação medicamentosa grave, em que o uso concomitante pode gerar o agravamento dos efeitos adversos de ambos os medicamentos.[69] Os medicamentos são compatíveis para infusão em Y.[42] O Topotecano possui ação ciclo específica, ao passo que a Carboplatina possui ação ciclo inespecífica,[43,44] e ambos possuem ação irritante sobre o leito vascular.[22]

A utilização desse protocolo é caracterizada pela ocorrência de diversas reações adversas.[120,121] A utilização dos medicamentos em intervalo de dias parece reduzir o número e a gravidade dessas reações adversas.[120] Para administração no mesmo dia, a infusão iniciada pelo Topotecano parece ser mais segura e tolerada pelos pacientes.[121] Estudo com infusões prolongadas também apresentou menor ocorrência de efeitos colaterais com a infusão inicial do Topotecano.[122] Com base nesses achados, parece mais seguro que a administração se inicie pelo Topotecano, seguido pela Carboplatina.

1°	2°
Topotecano	Carboplatina

Carmustina, Cisplatina e Dacarbazina (Dartmouth/CBDT)

Nenhuma interação medicamentosa grave é relatada na utilização desses medicamentos.[17,41] Com relação à compatibilidade para administração em dispositivos de infusão múltipla via (Y), todos os medicamentos são compatíveis entre si.[42] Todos os medicamentos desse esquema são ciclo não específicos,[43,44] e possuem características de irritação tecidual e do endotélio vascular.[22]

A Dacarbazina é um medicamento que depende da ativação hepática para se tornar ativo. Por sua vez, a Carmustina possui

40 • Capítulo 2

meia-vida curta, com alto metabolismo hepático e toxicidade dose-dependente, enquanto a Cisplatina compete pela excreção renal de diversos medicamentos e metabólitos.[43] Além disso, a administração da Dacarbazina antes da Carmustina, mesmo que variável, pode apresentar um sinergismo adicional.[123] Não foram encontrados outros estudos que pudessem embasar a ordem de infusão desse esquema. Mas considerando a preferência para infusão da Dacarbazina antes da Carmustina, e o menor risco de interferência na excreção dos medicamentos com a infusão final da Cisplatina, considera-se essa sequência como a mais indicada.

1º	2º	3º
Dacarbazina	Carmustina	Cisplatina

Cetuximabe e Cisplatina

Os medicamentos desse protocolo não apresentam interação medicamentosa grave,[17,69] não havendo informações disponíveis sobre a compatibilidade físico-química entre eles.[42] O Cetuximabe é um anticorpo monoclonal,[17] também sem informações disponíveis sobre lesão tecidual.[22] A Cisplatina possui ação ciclo não específica[43,44] e ação irritante sobre células do epitélio vascular.[22]

Estudo em cultura de células encontrou sinergismo com a exposição inicial à Cisplatina, seguida pela exposição ao Cetuximabe. Foi observado antagonismo em teste com a ordem inversa de infusão.[96] Não foram encontrados outros estudos que pudessem auxiliar a definição da ordem de infusão. Desse modo, parece adequado o seguimento da ordem de infusão proposta por Morelli *et al.*,[96] iniciando com a Cisplatina, vesicante, e seguindo com o Cetuximabe.

1º	2º
Cisplatina*	Cetuximabe

*Em razão da inexistência de uma evidência que suporte a estabilidade desses medicamentos para infusão em Y, recomenda-se a lavagem do equipo com solução compatível antes do início da infusão do Cetuximabe.

Cetuximabe e Docetaxel

Os medicamentos desse protocolo não apresentam interação medicamentosa grave,[17,69] não havendo informações disponíveis sobre a compatibilidade físico-química entre eles.[42] O Cetuximabe é um anticorpo monoclonal,[17] não havendo informações disponíveis sobre lesão tecidual.[22] O Docetaxel possui ação ciclo específica[43,44] e vesicante.[22]

Estudo em cultura de células encontrou sinergismo com a exposição inicial do Docetaxel, seguida pela exposição ao Cetuximabe. Foi observado antagonismo em teste com a ordem inversa de infusão.[96] Não foram encontrados outros estudos que pudessem auxiliar a definição da ordem de infusão. Desse modo, parece adequado o seguimento da ordem de infusão proposta por Morelli *et al.*,[96] iniciando com o Docetaxel, vesicante, e seguindo com o Cetuximabe.

1º	2º
Docetaxel*	Cetuximabe

Em razão da inexistência de uma evidência que suporte a estabilidade desses medicamentos para infusão em Y, recomenda-se a lavagem do equipo com solução compatível antes do início da infusão do Cetuximabe.

Cetuximabe e Oxaliplatina

Os medicamentos desse protocolo não apresentam interação medicamentosa grave,[17,69] não havendo informações disponíveis sobre a compatibilidade físico-química entre eles.[42] O Cetuximabe é um anticorpo monoclonal,[17] também sem informações disponíveis sobre lesão tecidual.[22] A Oxaliplatina possui ação ciclo não específica[43,44] e ação irritante sobre as células do epitélio vascular.[22]

Estudo em cultura de células encontrou sinergismo com a exposição inicial à Oxaliplatina, seguida pela exposição ao Cetuximabe. Foi observado antagonismo em teste com a ordem inversa de infusão.[96] Outro estudo empregando células de tumor colorretal encontrou resultados variáveis de acordo com o tipo de célula testada, mas com resultados mais promissores para a infusão simultânea dos dois fármacos.[124] Considerando a dificuldade de diversos serviços para a realização conjunta dos dois medicamentos e os cuidados necessários para a infusão de anticorpos monoclonais, a infusão simultânea pode não ser possível para muitos locais. Considerando que a ordem de infusão iniciando pela Oxaliplatina tem sido empregada em ensaio clínico,[125] até que mais evidências sejam encontradas, sugere-se a adoção dessa ordem de infusão, iniciando com a Oxaliplatina e seguindo com o Cetuximabe.

1º	2º
Oxaliplatina*	Cetuximabe**

Em razão da inexistência de uma evidência que suporte a estabilidade desses medicamentos para infusão em Y, recomenda-se a lavagem do equipo com solução compatível antes do início da infusão do Cetuximabe.

**É relatada a infusão concomitante, em modelo animal, mas sem comparação com outras ordens de infusão.[124]*

Cetuximabe e Paclitaxel

Os medicamentos desse protocolo não apresentam interação medicamentosa grave,[17,69] não havendo informações disponíveis sobre a compatibilidade físico-química entre eles.[42] O Cetuximabe é um anticorpo monoclonal[17] sem informação a respeito de lesão tecidual.[22] O Paclitaxel possui ação ciclo específica[43,44] e vesicante.[22]

Estudo em cultura de células encontrou sinergismo com a exposição inicial ao Paclitaxel, seguida pela exposição ao Cetuximabe. Foi observado antagonismo em teste com a ordem inversa de infusão.[96] Ensaio clínico investigando a ordem de infusão do Cetuximabe em relação à Carboplatina e ao Paclitaxel encontrou menor neuropatia com a infusão final do Cetuximabe, sem alteração da taxa de resposta e sobrevida livre da doença.[100] Não foram encontrados outros ensaios clínicos que pudessem auxiliar a definição da ordem de infusão; por isso, sugere-se adotar a ordem de infusão recomendada por Herbst et al.[100] (mesmo que em um estudo com a inclusão de um fármaco diferente), e referendada por estudo in vitro[96], com infusão do Paclitaxel seguida pelo Cetuximabe.

1º Paclitaxel*	2º Cetuximabe

*Em razão da inexistência de uma evidência que suporte a estabilidade desses medicamentos para infusão em Y, recomenda-se a lavagem do equipo com solução compatível antes do início da infusão do Cetuximabe.

Ciclofosfamida e Cisplatina

Os medicamentos desse protocolo não apresentam interação medicamentosa grave,[17,69] havendo compatibilidade físico-química para a infusão em Y.[42] Ambos possuem ação ciclo não específica, enquanto a Oxaliplatina possui ação ciclo não específica.[43,44] A Cisplatina é um medicamento com características de irritação tecidual e do endotélio vascular.[22]

Estudo in vitro demonstrou sinergismo com o a utilização da ordem Ciclofosfamida → Cisplatina.[126] Não foram encontrados ensaios clínicos testando a ordem de infusão; contudo, a sequência com melhores respostas in vitro apresenta a vantagem de manter a infusão da Cisplatina por último, o que pode in vivo provocar alterações em potencial no perfil farmacocinético da Ciclofosfamida. Desse modo, considera-se sensato que a infusão se inicie pela Ciclofosfamida, seguida pela Cisplatina.

1º Ciclofosfamida	2º Cisplatina

Ciclofosfamida, Cisplatina, Dexametasona, Doxorrubicina, Etoposídeo e Talidomida (DTPACE)

Nesse protocolo, realiza-se a administração oral de Dexametasona e Talidomida, além da infusão contínua e concomitante de Ciclofosfamida, Cisplatina, Doxorrubicina e Etoposídeo.[127] Uma interação medicamentosa grave relatada na utilização desses medicamentos é entre a Cisplatina e a Doxorrubicina, em que pode ocorrer aumento do risco de leucemia secundária ao tratamento.[17,41] Há descrição ainda de que a Dexametasona, por ser indutora da CYP 3A4, enzima envolvida no metabolismo da Doxorrubicina, e possa levar a uma redução da exposição à Doxorrubicina, uma interação grave e de documentação falha,[17,128] ressaltando que a indução enzimática ocorre apenas após determinado período de tempo da exposição do agente indutor.[11,54] Além disso, o uso concomitante da Dexametasona e da Talidomida pode resultar em aumento do risco de desenvolvimento de necrólise epidermal tóxica por um mecanismo ainda desconhecido – interação grave e com boa documentação.[17]

Todos os medicamentos parenterais possuem compatibilidade físico-química para administração em dispositivos de infusão múltipla via (Y) quando testados aos pares.[42] Testes de mistura mostram que a Ciclofosfamida é compatível com a Cisplatina e com o Etoposídeo, enquanto o Etoposídeo apresenta estabilidade variável com a Cisplatina e com a Doxorrubicina, limitada pela sua concentração. A Doxorrubicina não foi testada juntamente com a Cisplatina e com a Ciclofosfamida.[17] Dos medicamentos parenterais, o Etoposídeo possui ação ciclo específica, enquanto os demais apresentam ação ciclo inespecífica.[43,44] A Doxorrubicina possui ação vesicante, enquanto a Cisplatina e o Etoposídeo têm ação irritante tecidual e do endotélio vascular,[22] motivo pelo qual a estabilidade do acesso (que deve ser de preferência central) e as conexões tornam-se cruciais para a administração segura. Por diversas razões, muitos serviços optam por realizar a infusão sequencial dos medicamentos parenterais, com manipulação separada dos mesmos, modificando o proposto no esquema original.[127]

Com relação aos medicamentos parenterais, alguns estudos dão suporte para que a administração da Cisplatina ocorra após a da Ciclofosfamida[126] e do Etoposídeo,[75] e uma vez que a Cisplatina pode interferir na excreção da Doxorrubicina,[43,44] considera-se mais seguro que a administração da Cisplatina ocorra ao final do esquema.

A análise dos estudos a respeito dos demais medicamentos gera um impasse, o qual parece ser resolvido utilizando-se como parâme-

44 • Capítulo 2

tro o nível das evidências e a racionalidade das mesmas. Para tanto, considera-se que a Ciclofosfamida é mais racional/segura quando administrada após a Doxorrubicina, tanto pela ação vesicante da Doxorrubicina, como pelo possível efeito secundário que a mesma apresenta em etapas específicas do ciclo celular,[11,43,44] ordem essa bem tolerada em ensaios clínicos.[129,130] Vale assinalar que pode haver maior sinergismo com a administração inicial do Etoposídeo e depois da Doxorrubicina.[131] Embora existam evidências que suportem que a infusão do Etoposídeo deve ocorrer após a Ciclofosfamida,[132,133] existem evidências mais fortes indicando a importância da Doxorrubicina ser administrada antes da Ciclofosfamida. Desse modo, sugere-se que a infusão se inicie pelo Etoposídeo, seguido pela Doxorrubicina, Ciclofosfamida e Cisplatina.

Com relação aos medicamentos administrados por via oral, a Dexametasona pertence à classe dos glicocorticoides, a qual recomenda-se administração juntamente ou após as refeições para minimizar possíveis desconfortos gástricos.[17,54] Além disso, a administração da Dexametasona deve ser realizada de preferência em dose diária única pela manhã, seguindo o ciclo circadiano do cortisol.[11,17] Por sua vez, a Talidomida possui recomendação de administração uma vez ao dia, de preferência uma hora após a refeição da noite.[17]

Considerando as características dos medicamentos orais, julga-se adequado que a infusão do protocolo se inicie pela Dexametasona, após o café da manhã. Após a Dexametasona, mesmo seja realizado um intervalo, administrar os medicamentos endovenosos, o Etoposídeo, seguido pela Doxorrubicina, Ciclofosfamida e Cisplatina. Por fim, a Talidomida, à noite, após a última refeição. Trata-se de um protocolo complexo, e cabe a cada serviço analisar as evidências e adequá-las à sua realidade.

1º	2º	3º	4º	5º	6º
Dexametasona*	Etoposídeo	Doxorrubicina	Ciclofosfamida	Cisplatina	Talidomida**

*Dexametasona no período da manhã, de preferência após o café da manhã e com intervalo dos demais medicamentos.

**Talidomida à noite, de preferência uma hora após a última refeição da noite.

Ciclofosfamida, Cisplatina e Doxorrubicina (CAP)

A única interação medicamentosa grave relatada na utilização desses medicamentos é entre a Cisplatina e a Doxorrubicina, em que pode ocorrer aumento do risco de leucemia secundária ao tratamento.[17,41] Todos os medicamentos possuem compatibilidade físico-química para administração em dispositivos de infusão múltipla via (Y) quando testados aos pares.[42] Os três medicamentos têm ação ciclo inespecífica.[43,44] A Doxorrubicina possui ação vesicante, enquanto a Cisplatina têm ação irritante tecidual e do endotélio vascular.[22]

Evidências apontam para a importância de que a administração da Cisplatina ocorra após a da Ciclofosfamida.[126] Além disso, uma vez que a Cisplatina pode interferir na excreção da Doxorrubicina,[43,44] considera-se mais seguro que a administração da Cisplatina ocorra ao final do esquema. A administração da Ciclofosfamida é mais racional/segura quando realizada após a da Doxorrubicina, tanto pela ação vesicante da Doxorrubicina, como pelo possível efeito secundário que a mesma pode apresentar em etapas específicas do ciclo celular,[11,43,44] ordem essa bem tolerada em ensaios clínicos.[129,130] Desse modo, sugere-se que a infusão se inicie pela Doxorrubicina, seguida pela Ciclofosfamida e Cisplatina, cabendo a cada serviço analisar as evidências e adequá-las à sua realidade.

1º	2º	3º
Doxorrubicina	Ciclofosfamida	Cisplatina

Ciclofosfamida, Dactinomicina e Vincristina (VAC com Dactinomicina)

Nenhuma interação medicamentosa grave é relatada na utilização desses medicamentos.[17,41] Com relação à compatibilidade físico-química para administração em dispositivos de infusão múltipla via (Y), todos os medicamentos são compatíveis entre si.[42] A Vincristina possui atuação ciclo específica no ciclo celular, enquanto a Ciclofosfamida e a Dactinomicina são ciclo não específicas.[43,44] A Dactinomicina e a Vincristina possuem ação vesicante do endotélio vascular e tecidos.[22]

Poucas são as evidências concretas de alteração da farmacocinética nesse esquema terapêutico.[134] De modo separado, a Ciclofosfamida e Vincristina possuem metabolismo hepático; contudo, o metabolismo da Dactinomicina ainda é desconhecido, embora apresente excreção renal e biliar com importante acúmulo em tecido.[43] Não há consenso entre os estudos que avaliam a ordem de infusão da Ciclofosfamida e Vincristina;[135,136] contudo, é relatada vantagem para a infusão sequencial (ambas as ordens sequenciais), em vez da concomitante[136] e uma possível vantagem para a infusão da Vincristina seguida pela Ciclofosfamida.[137] Com relação à Dactinomicina, não foram encontrados estudos envolvendo a ordem de infusão com os demais medicamentos. Com base nas evidências

46 • Capítulo 2

disponíveis, considera-se adequado iniciar a infusão pela Vincristina (ciclo específica, vesicante e com possível benefício se administrada antes da Ciclofosfamida), seguida pela Dactinomicina (para intercalar aos medicamentos com intensa metabolização hepática) e, por fim, pela Ciclofosfamida.

1°	2°	3°
Vincristina	Dactinomicina	Ciclofosfamida

Ciclofosfamida e Docetaxel

Não há relatos de interação medicamentosa grave entre esses medicamentos.[17,41] A Ciclofosfamida e o Docetaxel possuem compatibilidade físico-química para administração em dispositivos de infusão múltipla via (Y).[42] O Docetaxel é um medicamento ciclo específico, enquanto a Ciclofosfamida é ciclo não específica.[43,44] O Docetaxel possui ação irritante e relatos de ação vesicante tecidual e do endotélio vascular.[22]

Pode haver uma possível interação entre o Docetaxel e a Ciclofosfamida, em que a administração do Docetaxel em primeiro lugar diminui a velocidade de ativação da Ciclofosfamida, e consequentemente melhora seu perfil de segurança.[43,138] Contudo, análises retrospectivas relataram menor relato de efeitos adversos empregando a ordem inversa, ou seja, a Ciclofosfamida seguida pelo Docetaxel.[139] Uma vez que não foram encontrados mais trabalhos a respeito do tema, considera-se mais adequado a adoção da ordem de infusão que apresenta resultados mais seguros aos pacientes, iniciando a infusão pela Ciclofosfamida.

1°	2°
Ciclofosfamida	Docetaxel

Ciclofosfamida, Docetaxel e Doxorrubicina (TAC)

Esse protocolo apresenta dois importantes interações medicamentosas: primeiro, o uso de Docetaxel e Doxorrubicina pode resultar em icterícia colestática e colite pseudomembranosa; e segundo, o uso de Doxorrubicina e Ciclofosfamida pode aumentar a cardiotoxicidade do tratamento.[17,41] Com relação à compatibilidade físico-química, todos os medicamentos são compatíveis entre si para administração em dispositivos de infusão múltipla via (Y).[42] O Docetaxel é um medicamento ciclo específico, enquanto a Ciclofosfamida e a Doxorrubicina são consideradas ciclo não específicas.[43,44] A Doxorrubicina possui ação vesicante tecidual e do endotélio vascular.

Contudo, esse dado ainda não é claro para o Docetaxel, que além de ação irritante, pode apresentar ação vesicante.[22]

Pode haver uma interação importante entre a Ciclofosfamida e a Doxorrubicina (mais detalhes, ver o esquema Ciclofosfamida e Doxorrubicina); por isso, considera-se mais segura a administração da Doxorrubicina primeiramente. Estudos com Docetaxel e Doxorrubicina demonstram que a infusão iniciada pelo Docetaxel possui maior potencial de efeito sobre células neoplásicas[140] (mais detalhes, ver o esquema Docetaxel e Doxorrubicina). Por fim, com relação à Ciclofosfamida e ao Docetaxel, evidências apresentam a infusão inicial da Ciclofosfamida com potencial de menor ocorrência de eventos adversos.[139] O impasse gerado por essas evidências pode ser solucionado ao se considerar a força dessas evidências. De acordo com isso, considera-se mais frágil o relato de menor toxicidade empregando a ordem ciclofosfamida seguida pelo Docetaxel, priorizando as outras ordens de infusão que têm uma potencial alteração no efeito do tratamento. Por isso, sugere-se que a infusão se inicie pelo Docetaxel, seguida pela Doxorrubicina e pela Ciclofosfamida. Essa ordem ainda permite que o medicamento ciclo específico seja infundido primeiramente, e os dois medicamentos com potencial vesicante precedam o medicamento não vesicante.

1º	2º	3º
Docetaxel	Doxorrubicina	Ciclofosfamida

Ciclofosfamida e Doxorrubicina (AC)

Esses medicamentos possuem uma interação medicamentosa grave, em que a administração concomitante é associada ao aumento da toxicidade cardíaca.[17,41,44] Os medicamentos apresentam estabilidade físico-química para administração em dispositivos de infusão múltipla via (Y).[42] A Ciclofosfamida é um pró-fármaco, que precisa sofrer metabolismo hepático para se tornar ativo, sobretudo pelo citocromo P450 (subtipo 3A4).[43,141] A Doxorrubicina, por sua vez, é uma molécula ativa, que no fígado (citocromo P450) sofre metabolismo apenas para inativação e eliminação, levando à redução da mesma a grupos carbonila e álcoois, processo que inativa a molécula, e posterior conjugação e exportação para a bile.[43] Além disso, sabe-se que inibidores do P450 3A4 podem aumentar os níveis plasmáticos da Doxorrubicina.[41,44]

Teoricamente, com a administração inicial da Ciclofosfamida, a mesma poderá ser ativada com mais rapidez nos hepatócitos, por

48 • Capítulo 2

não haver competição com a Doxorrubicina, com mais chances dos seus parâmetros farmacocinéticos não serem alterados. Porém, nesse cenário, com a administração da Doxorrubicina, esta poderá ter mais dificuldade de metabolização, prolongando sua meia-vida e, em potencial, os seus efeitos colaterais, conforme evidenciado em estudos com modelo animal.[142] Essa ordem de infusão é empregada em ensaio clínico, mas sem a comparação com a ordem reversa.[143] Por outro lado, a ordem inversa (Doxorrubicina → Ciclofosfamida) também é empregada em ensaios clínicos com indivíduos adultos.[129,130] Essa ordem parece mais racional por priorizar a metabolização da Doxorrubicina, e, em teoria, por uma possível diminuição de seus efeitos colaterais em comparação com a outra ordem. Além disso, essa ordem de infusão permite que o medicamento vesicante seja infundido primeiro, e, embora ambos sejam considerados de ação ciclo não específica, a Doxorrubicina pode apresentar mecanismos secundários, como a inibição da topoisomerase II (mecanismo de ação de fármacos ciclo específicos),[11,43,44] fato este que também justifica a ordem de infusão proposta.

1º	2º
Doxorrubicina	Ciclofosfamida

Ciclofosfamida, Doxorrubicina e Etoposídeo (CAE)

Esse protocolo possui uma interação grave, em que o uso da Doxorrubicina e da Ciclofosfamida pode aumentar a cardiotoxicidade do tratamento.[17,41] Todos os medicamentos apresentam compatibilidade físico-química para a infusão em dispositivos de infusão múltipla via (Y).[42] O Etoposídeo possui ação ciclo específica, enquanto os demais medicamentos possuem ação ciclo não específica.[43,44] A Doxorrubicina e o Etoposídeo são medicamentos vesicante e irritante, respectivamente.[43,44] Com relação à fase do ciclo celular que atuam, o Etoposídeo é ciclo específico enquanto os demais são ciclo não específicos.[22] O Etoposídeo é metabolizado no fígado pelo citocromo P450 (subtipo 3A), mesmo subtipo utilizado para ativação da Ciclofosfamida e do metabolismo da Doxorrubicina, conforme discutido no esquema Ciclofosfamida e Doxorrubicina.[43]

Pode haver uma interação importante entre a Ciclofosfamida e a Doxorrubicina (ver detalhes no esquema Ciclofosfamida e Doxorrubicina); por isso, considera-se mais segura a administração de Doxorrubicina em primeiro lugar. A administração do Etoposídeo seguido pela da Doxorrubicina apresenta maior sinergismo teórico[43] e em experimentos em cultura de células.[131] Estudos em cultura de células envolvendo o Etoposídeo e a Ciclofosfamida apresentam maior efeito com a infusão inicial da Ciclofosfamida.[132,133] Considerando o impasse gerado pelas evidências disponíveis, bem como a ação ciclo específica do Etoposídeo, considera-se adequado que a infusão se inicie pelo Etoposídeo, seguido pela Doxorrubicina e pela Ciclofosfamida.

1º	2º	3º
Etoposídeo*	Doxorrubicina	Ciclofosfamida

*Por segurança, indica-se a lavagem do equipo antes da infusão da Doxorrubicina.

Ciclofosfamida, Doxorrubicina e Fluoruracila (CAF/FAC)

Esse protocolo tem uma interação grave, em que o uso da Doxorrubicina e da Ciclofosfamida pode aumentar a cardiotoxicidade do tratamento.[17,41] Todos os medicamentos apresentam compatibilidade físico-química para infusão em dispositivos de infusão múltipla via (Y), exceto a Doxorrubicina e a Fluoruracila, que possuem compatibilidade variável, ou seja, isso deve ser interpretado como uma incompatibilidade em potencial.[42] A Fluoruracila possui ação ciclo específica, enquanto os demais medicamentos possuem ação ciclo não específica.[43,44] A Doxorrubicina e a Fluoruracila são medicamentos vesicante e irritante, respectivamente.[43,44]

Pode haver uma interação importante entre Ciclofosfamida e Doxorrubicina (ver mais detalhes no esquema Ciclofosfamida e Doxorrubicina); por isso, considera-se mais segura a administração da Doxorrubicina em primeiro lugar. O metabolismo da Fluoruracila teoricamente possui pouca influência no metabolismo dos outros medicamentos,[43] como a Doxorrubicina. Além disso, estudos apontam que a infusão da Doxorrubicina seguida pela Fluoruracila possui uma possível vantagem sinérgica[144] e menos toxicidade.[145] Não foram encontrados estudos a respeito da influência da ordem de infusão nesse protocolo, mas a avaliação das informações disponíveis, somada à avaliação da ação dos medicamentos, direciona para que a infusão se inicie pela Doxorrubicina (vesicante e com mais toxicidade se infundida após a Ciclofosfamida), seguida pela Fluoruracila (ação ciclo específica e que permite um intervalo entre a administração dos demais medicamentos com metabolismo hepático)[17,43] e pela Ciclofosfamida.

1º	2º	3º
Doxorrubicina*	Fluoruracila	Ciclofosfamida

*Recomenda-se a lavagem do equipo com solução compatível antes do início da infusão da Fluoruracila.

50 • Capítulo 2

Ciclofosfamida, Doxorrubicina e Paclitaxel (ACT)

A utilização desses medicamentos de modo conjunto apresenta duas importantes interações, em que primeiro o uso da Doxorrubicina e da Ciclofosfamida pode aumentar a cardiotoxicidade do tratamento. E segundo, que pode haver aumento dos níveis da Doxorrubicina e dos seus metabólitos em razão da presença do Paclitaxel, que diminui a depuração da Doxorrubicina[1,2]. Todos os medicamentos apresentam compatibilidade físico-química para infusão em dispositivos de infusão múltipla via (Y).[42] O Paclitaxel possui ação ciclo específica, enquanto os demais medicamentos são ciclo não específicos.[43,44] A Doxorrubicina e o Paclitaxel possuem ação vesicante sobre o endotélio vascular e tecidos.[22]

Pode haver uma interação importante entre a Ciclofosfamida e a Doxorrubicina (ver mais detalhes no esquema Ciclofosfamida e Doxorrubicina); por isso, considera-se mais segura a administração de Doxorrubicina em primeiro lugar. A infusão do Paclitaxel antes da Ciclofosfamida está associada a maior ocorrência de citopenia grave.[103,146,147] O mesmo ocorre com a Doxorrubicina, em que a infusão inicial do Paclitaxel apresenta com mais frequência eventos adversos.[148–150] Desse modo, é indicado que o Paclitaxel seja infundido ao final desse protocolo, ficando a ordem de infusão começando com a Doxorrubicina, seguida pela Ciclofosfamida e, ao final, pelo Paclitaxel.

1°	2°	3°
Doxorrubicina	Ciclofosfamida	Paclitaxel

Ciclofosfamida, Doxorrubicina, Prednisona, Rituximabe e Vincristina (R-CHOP)

Não foi encontrada nenhuma interação medicamentosa grave entre os medicamentos.[17,41] O Rituximabe possui incompatibilidade físico-química com a Doxorrubicina, mas é compatível com a Ciclofosfamida e a Vincristina para administração em dispositivos de infusão múltipla via (Y).[42]

Sendo o Rituximabe um anticorpo monoclonal, com ação específica nas células em que atua, sua infusão inicial é desejada para a otimização da terapia.[14,43,44] Contudo, uma análise retrospectiva demonstrou menor incidência de reações, como febre e queda na saturação de oxigênio, quando o Rituximabe foi infundido ao final do CHOP.[82] Além disso, ao realizar a infusão do Rituximabe ao final do protocolo, adotando-se a ordem de infusão do CHOP, o mesmo não é infundido em sequência com a Doxorrubicina, evitando

Ordens de Infusão de Protocolos de Tratamento Antineoplásicos • **51**

possíveis problemas de incompatibilidade físico-química. Mas isso não elimina a recomendação para a limpeza do equipo de infusão com solução compatível. Desse modo, apesar da fragilidade das evidências disponíveis, considera-se adequada a manutenção da ordem de infusão proposta para o CHOP com a administração do Rituximabe ao final dos demais medicamentos em todos os ciclos.

1º	2º	3º	4º	5º
Prednisona*	Vincristina	Doxorrubicina	Ciclofosfamida	Rituximabe

Proceder à administração da Prednisona via oral, de preferência na parte da manhã, junto ou após o café da manhã, independentemente do horário de administração dos demais medicamentos.

Ciclofosfamida, Doxorrubicina, Prednisona e Vincristina (CHOP)

A única interação medicamentosa grave encontrada nesse protocolo é com relação à Doxorrubicina e Ciclofosfamida, em que a administração concomitante pode aumentar a cardiotoxicidade do tratamento.[17,41,44] Contudo, é importante ressaltar que a Vincristina possui metabolismo hepático no citocromo P450 subtipo 3A4, sendo sua concentração e meia-vida afetadas por medicamentos indutores e substratos dessa enzima.[43,44] Todos os medicamentos para administração parenteral possuem compatibilidade físico-química para infusão em dispositivos de infusão múltipla via (Y).[42]

Como já descrito no esquema Ciclofosfamida e Doxorrubicina, esses medicamentos podem ter seus parâmetros farmacocinéticos alterados em razão de compartilharem a mesma via de metabolismo,[43,142] fato este que pode acontecer também com a Vincristina, uma vez que ela possui metabolismo no mesmo subtipo enzimático.[43,44] A Vincristina é um medicamento ciclo específico, enquanto a Doxorrubicina e a Ciclofosfamida são consideradas medicamentos ciclo não específicos,[43,44] o que pode direcionar para que esse medicamento seja administrado primeiramente. A Doxorrubicina e a Vincristina são medicamentos que possuem ações vesicantes tecidual e do endotélio vascular.[22]

Não foi encontrada evidência que auxiliasse na orientação da ordem de infusão desse protocolo. Diante disso, considera-se adequado que a infusão (endovenosa) se inicie pelo medicamento ciclo específico vesicante, no caso a Vincristina, seguida pela Doxorrubicina e pela Ciclofosfamida.

Não obstante, esse protocolo possui ainda a Prednisona, medicamento administrado via oral e que deve ser seguido por um total de cinco dias por ciclo.[59] A Prednisona é um representante dos

52 • Capítulo 2

glicocorticoides, da classe dos corticosteroides, que exibe efeitos antilinfocíticos. Com o objetivo de minimizar possíveis efeitos colaterais, recomenda-se a administração pela manhã, após a refeição matutina (inclusive no primeiro dia do ciclo), fato este que se adapta de modo mais adequado ao ciclo circadiano do cortisol.[11,17,43,44] Ou seja, considera-se adequado que o protocolo se inicie pela Prednisona pela manhã, mesmo que os demais medicamentos não sejam administrados logo em seguida.

1º	2º	3º	4º
Prednisona*	Vincristina	Doxorrubicina	Ciclofosfamida

Proceder à administração da Prednisona via oral, de preferência na parte da manhã, junto ou após o café da manhã, independentemente do horário de administração dos demais medicamentos.

Ciclofosfamida, Doxorrubicina e Vincristina (VAC com Doxorrubicina)

A utilização desses medicamentos de modo conjunto apresenta uma interação grave, em que o uso da Doxorrubicina e Ciclofosfamida pode aumentar a cardiotoxicidade do tratamento[1,2]. Todos os medicamentos apresentam compatibilidade físico-química para infusão em dispositivos de infusão múltipla via (Y).[42] A Vincristina possui ação ciclo específica, enquanto os demais medicamentos são ciclo não específicos.[43,44] A Doxorrubicina e a Vincristina possuem ação vesicante sobre o endotélio vascular e tecidos.[22] Outra possível interação pode ocorrer com o metabolismo da Vincristina, que pode ser alterado quando algum medicamento indutor do citocromo P450 é administrado antes (ver mais detalhes no esquema CHOP – Ciclofosfamida, Doxorrubicina, Prednisona e Vincristina).[43,44]

Uma vez que a Vincristina apresenta potencial vesicante, ação ciclo específica e possível interferência do metabolismo se administrada após os demais medicamentos, parece sensato que a administração do protocolo se inicie por esse medicamento. Não obstante, em razão da possível interação entre a Ciclofosfamida e a Doxorrubicina (ver mais detalhes no esquema Ciclofosfamida e Doxorrubicina), considera-se mais segura a administração da Doxorrubicina antes da Ciclofosfamida. Fundamentado nesses raciocínios, considera-se adequado que a infusão se inicie pela Vincristina, seguida pela Doxorrubicina e pela Ciclofosfamida.

1º	2º	3º
Vincristina	Doxorrubicina	Ciclofosfamida

Ciclofosfamida e Fludarabina

Embora não seja considerado uma interação medicamentosa grave,[17,41] o uso concomitante desses medicamentos promove o aumento da ação da Ciclofosfamida, em razão da inibição do mecanismo de reparo celular.[44] Com relação à compatibilidade físico-química para administração em dispositivos de infusão múltipla via (Y), os medicamentos são compatíveis entre si.[42] A Fludarabina é um medicamento ciclo específico, enquanto a Ciclofosfamida é ciclo não específico.[43,44] Esses medicamentos não são considerados prejudiciais ao endotelial ou aos tecidos.[22]

Não há clareza na literatura sobre uma possível alteração do perfil cinético na administração desse protocolo, e uma vez que os mecanismos de metabolismo para ativação e excreção são distintos, qualquer possível teoria sobre uma interação é impossibilitada.[43,44] Por isso, sugere-se iniciar pelo medicamento ciclo específico, no caso, a Fludarabina, seguida pela Ciclofosfamida.

1°	2°
Fludarabina	Ciclofosfamida

Ciclofosfamida, Fluoruracila e Metotrexato (CMF, com todos os medicamentos endovenosos)

No protocolo CMF clássico, a Ciclofosfamida é administrada por via oral durante o período de 14 dias, e a Fluoruracila e o Metotrexato são administrados por via intravenosa no D1 e no D8.[151,152] Contudo, variações do protocolo podem realizar a infusão de todos os medicamentos de forma endovenosa, que será a variação discutida no presente tópico. Esse protocolo não apresenta nenhuma interação medicamentosa grave.[17,41] Todos os medicamentos possuem compatibilidade físico-química para infusão em dispositivos de infusão múltipla via (Y),[42] embora haja relato de incompatibilidade entre o Metotrexato e a Fluoruracila.[44] Os medicamentos Metotrexato e Fluoruracila são ciclo específicos, agindo de modo complementar, enquanto a Ciclofosfamida é ciclo inespecífica.[43,44] A Fluoruracila possui característica de irritação tecidual e do endotélio vascular.[22]

Embora no que se refere aos mecanismos de ação, o pré-tratamento com o Metotrexato aumenta a ativação da Fluoruracila,[43,153,154] ensaios clínicos investigando a resposta ao esquema terapêutico apresentaram melhores respostas, com maior sobrevida, com a ordem inversa.[155,156] A administração da Fluoruracila seguida pelo Metotrexato apresenta melhores resultados *in vitro* (menor citotoxicidade

54 • Capítulo 2

na medula óssea nessa ordem e manutenção da atividade antineoplásica contra câncer de mama[157] e *in vivo* (com maior sobrevida nessa ordem em estudo clínico randomizado com pacientes com câncer de cabeça e pescoço).[156] Não foram encontrados mais estudos que pudessem auxiliar o entendimento das interações e possível ordem de infusão desse protocolo. Desse modo, considera-se adequado iniciar a infusão pela Fluoruracila (ciclo específica e irritante), seguida pelo Metotrexato (ciclo específica) e pela Ciclofosfamida.

1° Fluoruracila	2° Metotrexato	3° Ciclofosfamida

Ciclofosfamida e Etoposídeo

Não há relatos de interação medicamentosa grave entre esses medicamentos,[17,41] com estabilidade físico-química para a administração em dispositivos de infusão múltipla via (Y).[42] O Etoposídeo é ciclo específico, enquanto a Ciclofosfamida é ciclo não específica.[43,44] O Etoposídeo possui a característica de irritação tecidual e do endotélio vascular.[22] O Etoposídeo é metabolizado no fígado pelo citocromo P450 (subtipo 3A), mesmo subtipo utilizado para a ativação da Ciclofosfamida.[43]

Embora possa parecer racional que a administração de um fármaco ciclo específico primeiro trará maior sinergismo ao protocolo,[11,43] estudos em cultura de células encontraram maior efeito citotóxico quando as células foram expostas primeiro à Ciclofosfamida e depois ao Etoposídeo,[132,133] Desse modo, na ausência de mais evidências, parece mais adequado que a infusão se inicie pela Ciclofosfamida, seguida pelo Etoposídeo.

1° Ciclofosfamida	2° Etoposídeo

Ciclofosfamida e Paclitaxel

Os medicamentos desse protocolo não apresentam interação medicamentosa grave,[69] com compatibilidade físico-química para infusão em Y.[42] O Paclitaxel é um medicamento ciclo específico, enquanto a Ciclofosfamida é ciclo não específica.[11,43] O Paclitaxel possui ação vesicante tecidual e do endotélio vascular.[22]

Embora a infusão inicial do Paclitaxel possa parecer mais racional, em razão de ser ciclo específico[11,43] e vesicante,[22] essa ordem de infusão apresenta maior chance para ocorrência de citopenia profunda em ensaios clínicos.[103,146,147] Desse modo, a ordem mais segura, e por isso considerada como possivelmente a mais adequada, é iniciar com a Ciclofosfamida, e, a seguir, administrar o Paclitaxel.

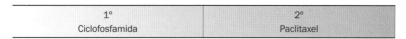

1º	2º
Ciclofosfamida	Paclitaxel

Ciclofosfamida, Prednisona, Rituximabe e Vincristina (R-COP/R-CVP)

Esse protocolo é uma variação do COP (ou CVP – Ciclofosfamida, Prednisona e Vincristina), mas com a inclusão do Rituximabe. Essa inclusão não acrescenta nenhuma interação medicamentosa grave,[17,41] e existe compatibilidade físico-química dos medicamentos para infusão em dispositivos de infusão múltipla via (Y).[42] A Vincristina possui ação ciclo específica, enquanto a Ciclofosfamida é ciclo inespecífica.[43,44] A Vincristina possui característica vesicante tecidual e do endotélio vascular.[22] O Rituximabe é um anticorpo monoclonal,[17] não havendo informações disponíveis sobre lesão tecidual.[22]

Não foram encontrados estudos a respeito do uso do Rituximabe no presente protocolo, o mais próximo foi com o protocolo CHOP (Ciclofosfamida, Doxorrubicina, Prednisona e Vincristina), em que existe menor incidência de reações, como febre e queda na saturação de oxigênio quando o Rituximabe foi infundido ao final do CHOP.[82] Se essa evidência for extrapolada para o R-COP, pode-se considerar adequado que a infusão do Rituximabe deve ocorrer ao final dos demais medicamentos, mantendo a ordem de infusão do COP (Ciclofosfamida, Prednisona e Vincristina), ficando, desse modo, o protocolo iniciado pela administração matutina (oral) da Prednisona dose única diária de manhã junto ou após o café da manhã,[11] com administração endovenosa sequencial da Vincristina (vesicante e ciclo específica), seguida pela Ciclofosfamida e finalizada com o Rituximabe.

1º	2º	3º	4º
Prednisona*	Vincristina	Ciclofosfamida	Rituximabe

*Proceder à administração da Prednisona via oral, de preferência na parte da manhã, junto ou após o café da manhã, independentemente do horário de administração dos demais medicamentos.

Ciclofosfamida, Prednisona e Vincristina (COP/CVP)

Esse protocolo não apresenta nenhuma interação medicamentosa grave;[17,41] contudo, é importante ressaltar que a Vincristina possui metabolismo hepático no citocromo P450 subtipo 3A4, sendo sua concentração e meia-vida afetadas por medicamentos indutores e substratos dessa enzima, com possibilidade de alteração com o metabolismo da Ciclofosfamida.[43,44] Todos os medicamentos possuem compatibilidade físico-química para infusão em dispositivos de infusão múltipla via (Y).[42] A Vincristina possui ação ciclo específica, enquanto a Ciclofosfamida é ciclo inespecífica.[43,44] A Vincristina possui característica vesicante tecidual e do endotélio vascular.[22]

Como discutido para o protocolo CHOP (Ciclofosfamida, Doxorrubicina, Prednisona e Vincristina), a administração da Prednisona deve ser realizada de preferência no período da manhã, logo após o café da manhã, independentemente do horário de administração dos demais medicamentos.[11,17,43,44] Não havendo mais informações a respeito das possíveis interações entre a Vincristina e a Ciclofosfamida, considera-se mais adequado que a infusão desses medicamentos seja iniciada pela Vincristina (vesicante e ciclo específica), seguida pela Ciclofosfamida. Essa ordem permite que a Vincristina inicie seu processo de metabolização antes do início da ativação da Ciclofosfamida, o que pode, teoricamente, ocasionar alguma diminuição na interação farmacocinética entre esses medicamentos.

1°	2°	3°
Prednisona*	Vincristina	Ciclofosfamida

*Proceder à administração da Prednisona via oral, de preferência na parte da manhã, junto ou após o café da manhã, independentemente do horário de administração dos demais medicamentos.

Cisplatina, Dacarbazina e Vimblastina (CVD)

Nenhuma interação medicamentosa grave é relatada na utilização desses medicamentos;[17,41] contudo, a Vimblastina possui importante metabolismo pelo citocromo P450, e medicamentos que inibem ou competem por esse metabolismo podem alterar significativamente a excreção da Vimblastina.[43,44] Os medicamentos são compatíveis entre si para a administração em Y.[42] A Vimblastina é um medicamento ciclo específico, enquanto a Dacarbazina e a Cisplatina são ciclo não específicas.[43,44] A Vimblastina possui ação vesicante, a Dacarbazina e a Cisplatina possuem ação irritante tecidual e do endotélio vascular.[22]

Estudo em modelo animal demonstrou maior sinergismo de ação quando a Vimblastina era administrada antes da Cisplatina,[158] provavelmente porque existe um mecanismo de interação semelhante ao já descrito para a Vincristina e a Cisplatina.[135,159,160] Não foram encontrados mais estudos que ajudassem a embasar a ordem de infusão desse protocolo. Contudo, considerando os efeitos vesicantes, ação no ciclo celular e toxicidade, considera-se mais seguro que a infusão se inicie pela Vimblastina, seguida pela Dacarbazina e pela Cisplatina, o que em teoria prioriza a metabolização da Vimblastina.

1°	2°	3°
Vimblastina	Dacarbazina	Cisplatina

Cisplatina e Docetaxel

Esses medicamentos possuem uma interação medicamentosa considerada moderada, em que pode ocorrer o aumento do risco de neuropatia na utilização concomitante.[17,41] Com relação à estabilidade físico-química para administração em dispositivos de infusão múltipla via (Y), a Cisplatina e o Docetaxel são compatíveis.[42] O Docetaxel é ciclo específico, enquanto a Cisplatina é ciclo não específica.[43,44] A Cisplatina é um medicamento com características de irritação tecidual e do endotélio vascular, enquanto o Docetaxel pode apresentar ação vesicante.[22]

A administração do Docetaxel depois da Cisplatina está correlacionada com um maior risco para toxicidade do Docetaxel,[44] provavelmente por alteração em sua depuração renal. Estudo *in vitro* demonstrou melhor efeito quando as células eram incubas primeiro com o Docetaxel e depois com a Cisplatina.[105] Ensaios clínicos apontam para uma possível interferência da Cisplatina na metabolização do Docetaxel,[161] mas sem alteração clínica significativa.[103] Uma vez que a ordem não parece exercer um efeito significativo para o tratamento,[88] levando em consideração o efeito ciclo específico e a possível ação vesicante do Docetaxel, e o resultado de estudo *in vitro*, considera-se como sugestão a infusão do Docetaxel seguido pela Cisplatina.

1°	2°
Docetaxel	Cisplatina

Cisplatina, Docetaxel e Fluoruracila (DCF)

Esses medicamentos possuem uma interação medicamentosa considerada moderada, em que pode ocorrer o aumento do risco de neuropatia na utilização concomitante da Cisplatina e do Docetaxel, mas que não possui evidências de sofrer interferência da ordem de infusão.[17,41] Os medicamentos são compatíveis entre si para administração em dispositivos de infusão múltipla via (Y), exceto a Fluoruracila e o Docetaxel, para os quais não foi encontrada essa informação.[42] O Docetaxel e a Fluoruracila são ciclo específicos, enquanto a Cisplatina é ciclo não específica.[43,44] A Cisplatina e a Fluoruracila são medicamentos com características de irritação tecidual e do endotélio vascular, enquanto o Docetaxel pode apresentar ação vesicante.[22]

A administração do Docetaxel antes da Cisplatina parece ser mais segura[44] e eficaz.[105] Há evidências que apontam para a interferência da Cisplatina na metabolização do Docetaxel,[161] caso seja realizada a infusão da Cisplatina em primeiro lugar. Apesar das fragilidades das evidências disponíveis em estudo *in vitro*[162–164] e *in vivo*[165,166] com modelos animais para a definição da ordem de infusão da Cisplatina e da Fluoruracila (ver mais detalhes no esquema Cisplatina e Fluoruracila), parece mais adequado que a Fluoruracila seja infundida antes da Cisplatina. Por fim, a ordem de infusão dos medicamentos Docetaxel e Fluoruracila não alterou o perfil farmacocinético dos mesmos *in vivo*,[49] e *in vitro* demonstrou sinergismo dessa combinação quando o Docetaxel é infundido antes da Fluoruracila,[50] corroborando com a ordem de infusão verificada em estudos farmacocinéticos de fases I e II.[51] Desse modo, considera-se adequado que a infusão se inicie pelo Docetaxel, seguido pela Fluoruracila e, por fim, pela Cisplatina.

1º	2º	3º
Docetaxel*	Fluoruracila	Cisplatina

Realizar lavagem do equipamento de infusão antes da administração da Fluoruracila.

Cisplatina, Docetaxel e Gencitabina

Os medicamentos desse protocolo não apresentam interação medicamentosa grave,[17,69] não havendo informações disponíveis sobre a compatibilidade físico-química entre a Cisplatina e o Docetaxel, mas com estabilidade entre Gencitabina e Docetaxel/Cisplatina.[42] O Docetaxel e a Gencitabina possuem ação ciclo específica, enquanto a Cisplatina possui ação ciclo não específica.[43,44] A Cisplatina é um medicamento com características de irritação, e o Docetaxel tem ação vesicante tecidual e do endotélio vascular.[22]

A administração da Cisplatina parece não alterar de modo significativo os parâmetros farmacocinéticos do Docetaxel[103,161] e da Gencitabina;[167,168] contudo, com base em estudos *in vitro*,[105,169,170] considera-se adequado que a Cisplatina seja infundida ao final desses outros medicamentos. Já com relação à Gencitabina e ao Docetaxel, em razão da não observação de diferenças significativas em ensaios clínicos,[171–173] evidências experimentais parecem dar maior suporte para a infusão se iniciar pela Gencitabina.[174,175] Com base nessas

Ordens de Infusão de Protocolos de Tratamento Antineoplásicos • **59**

informações, sugere-se que o protocolo se inicie com a Gencitabina, seguido pelo Docetaxel e pela Cisplatina.

1º	2º	3º
Gencitabina	Docetaxel	Cisplatina

Cisplatina e Doxorrubicina

Não há nenhuma interação medicamentosa grave entre esses medicamentos.[17,41] Com relação à estabilidade físico-química para a administração em dispositivos de infusão múltipla via (Y), a Cisplatina e a Doxorrubicina são compatíveis.[42] Ambas são consideradas ciclo não específicas,[43,44] com ação vesicante da Doxorrubicina e irritante da Cisplatina sobre o tecidual e do endotélio vascular.[22]

Não foram encontrados estudos investigando o efeito da alteração da ordem de infusão desses medicamentos, mas um estudo investigando a cronoterapia, em modelo animal, da associação demonstrou menor toxicidade quando a Doxorrubicina foi administrada ao final do dia e a Cisplatina no início da noite.[176] Adotando essa ordem, pode-se ter vantagem do medicamento vesicante ser infundido em primeiro lugar, bem como menor risco de interferência da Cisplatina na excreção da Doxorrubicina.[11,43,44] Desse modo, considera-se a sequência Doxorrubicina seguida pela Cisplatina como mais racional.

1º	2º
Doxorrubicina	Cisplatina

Cisplatina, Doxorrubicina, Metotrexato e Vimblastina (MVAC)

A única interação medicamentosa relatada na utilização desses medicamentos, que é entre a Cisplatina e a Doxorrubicina (aumento do risco de leucemia secundária ao tratamento), não parece ter relação ou interferência na ordem de infusão dos mesmos.[17,41] A Vimblastina possui importante biotransformação pelo citocromo P450, e medicamentos que inibem ou competem por esse metabolismo podem alterar significativamente a excreção da Vimblastina.[43,44] Os medicamentos são compatíveis entre si para administração em Y.[42] O Metotrexato e a Vimblastina são medicamentos ciclo específicos, enquanto a Cisplatina e a Doxorrubicina são não específicas.[43,44] A Doxorrubicina e a Vimblastina possuem ação vesicante, e a Cisplatina possui característica de irritação tecidual e do endotélio vascular.[22]

Estudo em modelo animal demonstrou maior sinergismo de ação quando a Vimblastina era administrada antes da Cisplatina;[158]

60 • Capítulo 2

provavelmente porque existe um mecanismo interação semelhante ao já descrito para a Vincristina e a Cisplatina.[135,159,160] Não foram encontrados estudos comparando o efeito da alteração da ordem de infusão da Cisplatina e da Doxorrubicina, mas extrapolando dados de cronoterapia[176] parece mais adequado que a administração da Doxorrubicina preceda a da Cisplatina (ver mais detalhes no esquema Cisplatina e Doxorrubicina). A coadministração do Metotrexato e da Cisplatina pode provocar redução da excreção da Cisplatina,[177] não sendo encontrado estudo avaliando as implicações clínicas da infusão sequencial em doses comumente avaliadas. Uma vez que não foram encontrados mais estudos a respeito da interação desses medicamentos, considera-se adequado que a infusão se inicie pela Vimblastina, por sua ação ciclo específica, vesicante e possíveis vantagens terapêuticas por ser infundida antes que outros medicamentos do protocolo, seguindo com a administração do Metotrexato (por sua ação ciclo específica e teoricamente menor interferência no metabolismo da Vimblastina), da Doxorrubicina e da Cisplatina.

1º	2º	3º	4º
Vimblastina	Metotrexato	Doxorrubicina	Cisplatina

Cisplatina e Etoposídeo

Não é relatada nenhuma interação medicamentosa grave na utilização desse protocolo,[17,41,44] havendo compatibilidade físico-química para infusão em dispositivos de infusão múltipla via (Y).[42] A Cisplatina é eliminada principalmente pela via renal (90%), e possui influência na eliminação de vários medicamentos excretados por essa via, como o Etoposídeo.[44,73,74] O Etoposídeo é um medicamento ciclo específico, enquanto a Cisplatina é ciclo não específica,[43,44] e ambos possuem características de irritação tecidual e do endotélio vascular.[22]

Estudos *in vitro* em cultura de células demonstraram maior sinergismo desse protocolo quando as células foram expostas primeiro ao Etoposídeo e depois à Cisplatina, com antagonismo em alguns tipos de células tumorais com a infusão na ordem inversa.[75] Não foram encontrados ensaios clínicos investigando o efeito da alteração da ordem de infusão em humanos. Apesar disso, com base nas evidências disponíveis, considera-se mais adequado que a infusão se inicie pelo Etoposídeo, seguido pela Cisplatina.

1º	2º
Etoposídeo	Cisplatina

Cisplatina e Fluoruracila (Al-Sarraf)

Os medicamentos desse protocolo não apresentam interação medicamentosa grave[17,41] e apresentam compatibilidade físico-química para administração em dispositivos de infusão múltipla via (Y).[42] A Fluoruracila possui ação ciclo específica, enquanto a Cisplatina, não, e ambas são consideradas irritantes.[22,43,44] Em alguns protocolos empregando esses medicamentos, como no Al-sarraf, há necessidade de infusão prolongada da Fluoruracila, sendo preconizada a infusão dos medicamentos de maneira conjunta.[28,178] As rotas metabólicas desses medicamentos são distintas. A Fluoruracila é convertida de modo intracelular para formas ativas e degradada pela enzima di-hidropirimidina desidrogenase (DPD), sobretudo no fígado;[43,179] enquanto a Cisplatina é inativada intracelularmente e na corrente sanguínea conjugada a grupos sulfidril.[43]

Infusões prolongadas da Fluoruracila em protocolos com doses elevadas da Cisplatina podem representar um desafio, com necessidade de pré e pós-hidratação dos pacientes,[44] e visão integral do processo de cuidado. De acordo com o mecanismo de ação, iniciar a infusão pela Fluoruracila, ciclo específica, pode ser mais vantajoso, teoricamente.[11,43,44] Estudos *in vitro*[162-164] e *in vivo*[165,166] com modelos animais, em condições distintas dos protocolos quimioterápicos normalmente praticados,[59] demonstram vantagens terapêuticas com a infusão da Fluoruracila antes da Cisplatina. Esses achados ocorreram com intervalo de 24 horas entre a infusão da Fluoruracila e da Cisplatina, o que limita o poder de extrapolação para muitos protocolos, nos quais esses medicamentos são infundidos no mesmo dia. Apesar de haver relatos de que a ordem de infusão não interfere na ação ou na toxicidade desse tratamento,[180] sugere-se iniciar a infusão pela Fluoruracila, em concomitância com o processo de hidratação do paciente e demais cuidados. E, após alcançado o débito urinário adequado, realizar a infusão da Cisplatina.

1º	2º
Fluoruracila*	Cisplatina**

*Caso seja realizada a administração do Ácido Folínico, recomenda-se que a mesma seja realizada com 30 minutos de antecedência da Fluoruracila. **Iniciar ainda durante a infusão da Fluoruracila, em protocolos com infusão prolongada da Fluoruracila.

Cisplatina, Fluoruracila e Gencitabina

Os medicamentos desse protocolo não apresentam interação medicamentosa grave,[69] com compatibilidade físico-química entre esses medicamentos para infusão em Y.[42] A Fluoruracila e a Gencitabina possuem ação ciclo específica, enquanto a Cisplatina possui ação ciclo não específica.[43,44] A Fluoruracila e a Cisplatina apresentam ação irritante do epitélio vascular.[22]

Ensaio clínico randomizado investigando diferença em relação à infusão inicial ou final da Gencitabina nesse protocolo não encontrou diferença na sobrevida global ou na sobrevida livre de doença.[181] Contudo, estudo farmacocinético *in vivo* demonstrou elevação da área sobre a curva da Fluoruracila quando a Gencitabina era infundida em primeiro lugar.[182] Estudos *in vitro* demonstram maior atividade antitumoral com a infusão inicial da Gencitabina, seguida pela Cisplatina,[169,170] ordem essa que parece apresentar menos efeitos adversos em um dos estudos sobre o tema.[183] Com relação à ordem da Fluoruracila e da Cisplatina, estudos experimentais demonstram haver mais vantagem terapêutica com a infusão da Fluoruracila antes da Cisplatina.[162-166]

Com base nas evidências disponíveis, considera-se mais adequado que para o presente protocolo a infusão se inicie pela Gencitabina, seguida pela Fluoruracila e pela Cisplatina, como forma de permitir que os medicamentos ciclo específicos sejam infundidos em primeiro lugar.

1º	2º	3º
Gencitabina*	Fluoruracila	Cisplatina

Em protocolos que administram o Ácido Folínico, ele pode ser administrado antes da Gencitabina, com lavagem do equipamento de infusão com solução compatível. Ou, no caso da administração oral do Ácido Folínico, a mesma pode ocorrer 30 minutos antes da infusão da Fluoruracila.

Cisplatina e Gencitabina

Esses medicamentos apresentam compatibilidade físico-química para infusão em dispositivos de infusão múltipla via (Y),[42] e não é relatada nenhuma interação medicamentosa grave na utilização desse protocolo.[17,41,44] A Gencitabina é um medicamento ciclo específico, enquanto a Cisplatina é ciclo não específica.[43,44] A Cisplatina possui características de irritação tecidual e do endotélio vascular.[22]

Estudos *in vitro* demonstram maior atividade antitumoral com a infusão inicial da Gencitabina, seguida da Cisplatina.[169,170] Estudos experimentais[167,168,184] identificaram que a infusão inicial da Cisplatina não altera significativamente os níveis plasmáticos da Gencitabina[167,168,184] quando os medicamentos são realizados no mesmo dia. Embora aparentemente não haja uma interação farmacocinética, a administração da Gencitabina seguida da Cisplatina parece apresentar menores efeitos adversos em um dos estudos sobre o tema.[183] Alguns estudos empregam a ordem inversa, com bons resultados,[184,185] mas as evidências não parecem suficientes para sugerir uma inversão na ordem de infusão.

Diante da falta de clareza sobre o tema, alguns autores consideram mais adequado a infusão ser iniciada pela Gencitabina,[56,88] o que permite que o medicamento ciclo específico seja infundido primeiro. Esse raciocínio, somado aos resultados de estudos *in vitro*, mesmo que de modo ainda frágil, parece suportar a orientação para que a infusão se inicie pela Gencitabina e seja seguida pela Cisplatina.

1º	2º
Gencitabina	Cisplatina

Cisplatina, Gencitabina e Paclitaxel

Esses medicamentos apresentam compatibilidade físico-química para infusão em dispositivos de infusão múltipla via (Y).[42] O Paclitaxel e a Cisplatina apresentam uma interação medicamentosa grave, em que pode haver aumento das concentrações de Paclitaxel no plasma,[17,41] em razão da diminuição do *clearance* renal do mesmo.[43,44] A Gencitabina e o Paclitaxel são medicamentos ciclo específicos, enquanto a Cisplatina é ciclo não específica.[43,44] O Paclitaxel possui ação vesicante e a Cisplatina, ação irritante tecidual e do endotélio vascular.[22]

A administração prévia do Paclitaxel eleva os níveis intracelulares do principal metabólito ativo da Gencitabina.[186] Estudos clínicos comprovaram maior acúmulo desse metabólito com a administração prévia do Paclitaxel,[183,187] enquanto outros estudos empregam essa ordem de infusão com a manutenção do perfil cinético dos medicamentos.[188,189] Por sua vez, a infusão do Paclitaxel antes da Cisplatina pode apresentar vantagens, com diminuição da toxicidade da terapia.[43,44,147] Estudo *in vitro* demonstrou antagonismo quando a Cisplatina foi incubada antes do Paclitaxel,[190,191] e ensaios clínicos comprovaram maior segurança para a administração prévia do Paclitaxel.[190,192] Desse modo, o Paclitaxel pode ser considerado o fármaco mais adequado para iniciar a infusão desse esquema.

Com relação à Cisplatina e Gencitabina, embora não haja estudos que permitam afirmar uma ordem mais adequada, a literatura parece apontar que a infusão da Gencitabina seguida pela Cisplatina seja a mais adequada[56,88] (mais detalhes, ler o protocolo Cisplatina e Gencitabina). Com isso, a melhor sequência de infusão parece ser iniciar pelo Paclitaxel, depois pela Gencitabina e, por fim, pela Cisplatina.

1º	2º	3º
Paclitaxel	Gencitabina	Cisplatina

Cisplatina e Ifosfamida

Não há relatos de nenhuma interação medicamentosa grave entre esses medicamentos,[17,41] mas a Cisplatina, quando associada à Ifosfamida, pode ter seu potencial nefrotóxico aumentado.[41,44] Os medicamentos apresentam compatibilidade físico-química para administração em dispositivos de infusão múltipla via (Y).[42] Ambos são ciclo não específicos.[43,44] A Cisplatina é um medicamento com características de irritação tecidual e do endotélio vascular.[22] Dependendo da dose administrada de Ifosfamida, é necessária a infusão da Mesna. Nesse caso, é importante ressaltar que a Cisplatina e a Mesna não possuem testes de estabilidade físico-química para administração em dispositivos de infusão múltipla via (Y).[17] Para mais detalhes a respeito da ordem de infusão da Mesna, ver o protocolo Ifosfamida e Mesna.

A Cisplatina altera a eliminação e toxicidade de diversos medicamentos, incluindo a Ifosfamida, que pode apresentar maior toxicidade se administrada após a Cisplatina.[17,44,54] Diante disso, considera-se que a ordem mais segura seja administrar a Ifosfamida (e a Mesna se necessário) seguida pela Cisplatina.

1º Ifosfamida*	2º Cisplatina

*Quando realizar a infusão da Mesna, realizar lavagem do equipamento de infusão antes da administração da Cisplatina.

Cisplatina, Ifosfamida, Mesna e Paclitaxel (TIP)

Esse protocolo consiste nos medicamentos Cisplatina, Ifosfamida, Mesna e Paclitaxel. Esse protocolo possui duas importantes interações medicamentosas. Primeiro, pode haver aumento das concentrações do Paclitaxel no plasma[17,41] em razão da diminuição do *clearance* renal do mesmo pela Cisplatina.[43,44] Segundo, a Cisplatina pode aumentar a nefrotoxicidade quando associada à Ifosfamida.[41,44] Com relação à compatibilidade físico-química, todas as combinações de infusão são compatíveis entre si, exceto a Cisplatina e a Mesna que não tiveram sua estabilidade testada, devendo ser interpretada como uma incompatibilidade em potencial.[42] O Paclitaxel é um medicamento com atuação ciclo específica, enquanto a Cisplatina e a Ifosfamida são não ciclo específicas.[43,44] O Paclitaxel possui ação vesicante e a Cisplatina e a Ifosfamida possuem ação irritante tecidual e do endotélio vascular.[22] A Mesna não é um medicamento antineoplásico, mas sim uma molécula uroprotetora;[43,44] para mais detalhes, consultar o esquema Ifosfamida e Mesna.

A Cisplatina deve ser infundida após o Paclitaxel, de acordo com a interação medicamentosa relatada,[43,44] e corroborada por estudos *in vitro*[190,191] e ensaios clínicos[146,190,192] (mais detalhes, consultar o protocolo Cisplatina e Paclitaxel). Do mesmo modo, recomenda-se que a Cisplatina seja infundida após a Ifosfamida, visando à diminuição da toxicidade do protocolo[17,44,54] (mais detalhes no protocolo Cisplatina e Ifosfamida). A ordem de infusão entre Ifosfamida e Paclitaxel (mais detalhes, ver protocolo específico) é discutível; contudo, priorizando a segurança do protocolo,[88,193] parece ser mais seguro que a Ifosfamida preceda o Paclitaxel. Considera-se adequado ao leitor se aprofundar no tema, haja vista a ausência de um consenso na literatura. A infusão da Mesna, quando prescrita, deve ocorrer em intervalos bem estabelecidos no protocolo adotado (para mais detalhes, ver protocolo Ifosfamida e Mesna). Em geral, a primeira dose de Mesna é administrada juntamente com a Ifosfamida. Dependendo do tempo de infusão dos demais medicamentos e da Mesna, pode ser necessária a infusão da segunda dose da Mesna entre o Paclitaxel e a Cisplatina, ou apenas após a Cisplatina. Essa rotina deve ser verificada por cada instituição, e sempre realizar limpeza do sistema de infusão entre a administração da Mesna e da Cisplatina.

1º	2º	3º	4º
Ifosfamida + Mesna	Paclitaxel	Cisplatina	Mesna*

Realizar a lavagem do equipamento de infusão entre a administração da Mesna e da Cisplatina. Adequar a ordem de infusão da Mesna de acordo com os tempos de infusão dos demais medicamentos.

Cisplatina e Irinotecano

Nenhuma interação medicamentosa grave é relatada na utilização desses medicamentos,[17,41] que apresentam compatibilidade físico-química para administração em dispositivos de infusão múltipla via (Y).[42] O Irinotecano é um medicamento ciclo específico, enquanto a Cisplatina é ciclo não específica.[11,43] Ambos os medicamentos possuem características de irritação tecidual e do endotélio vascular.[22]

Empregando a extrapolação de interações farmacocinéticas envolvendo protocolos com a Cisplatina, é possível esperar interferência na excreção do Irinotecano, caso a Cisplatina seja administrada antes.[194] Contudo, evidências de ensaios clínicos indicam toxicidade semelhante entre as duas ordens de infusão, sem alteração significativa dos parâmetros farmacocinéticos com a infusão iniciada pela Cisplatina.[195,196] Não obstante, ensaio clínico de fase II encontrou uma resposta parcial melhor, com significância estatística, quando a infusão se iniciava pela Cisplatina. Com relação a esse resultado, é importante ressaltar que os estudos de fase II não são adequados para avaliar a eficácia clínica, o número amostral foi pequeno, a análise com resultado significativo não deixa claro quais controles foram empregados e não menciona a realização do cálculo do poder da análise ou de testes que avaliam sobreajustes, cuidados importantes por se tratar de uma amostra de pequeno porte. Ainda nesse artigo, não houve diferença na taxa de sobrevida ou no tempo livre de doença em relação à ordem de infusão.[197]

Embora alguns autores[88] considerem os resultados do estudo de fase II referido[197] como suficiente para a definição da ordem de infusão (ou, no caso de outros autores,[56] que empregam outra evidência, também com sua fragilidade,[198] para tal definição), a análise aprofundada das evidências parece não sustentar a definição da melhor ordem de infusão.[199] O que parece estar consolidado é o fato de que não existe diferença de toxicidade entre as diferentes ordens de infusão.[195–198] Além disso, é possível (extrapolação), que a infusão inicial de Cisplatina, mesmo contrariando a lógica de um sinergismo por iniciar com um medicamento ciclo não específico,[43,44] apresente alguma vantagem de efeito,[197] mas que precisa ser mais bem avaliada em um ensaio clínico de fase III, delineado para esse propósito, ou em estudos retrospectivos controlados de modo adequado. Mesmo com tal fragilidade, por não identificar motivos para a ordem inversa, sugere-se que a infusão seja iniciada pela Cisplatina, seguindo com o Irinotecano.

1º	2º
Cisplatina	Irinotecano

Cisplatina e Paclitaxel

Esse protocolo possui uma importante interação medicamentosa, em que pode haver aumento das concentrações do Paclitaxel no plasma,[17,41] em razão da diminuição do *clearance* renal do mesmo.[43,44] Com relação à compatibilidade físico-química, esses medicamentos são compatíveis entre si para infusão em dispositivos de infusão múltipla via (Y).[42] O Paclitaxel é um medicamento ciclo específico, enquanto a Cisplatina é ciclo não específica.[11,43] O Paclitaxel possui ação vesicante e a Cisplatina, ação irritante tecidual e do endotélio vascular.[22]

A interação medicamentosa[43,44] pode indicar maior vantagem pela ordem de infusão iniciada pelo Paclitaxel, visando à diminuição da toxicidade.[146] Estudo *in vitro* demonstrou antagonismo quando a Cisplatina foi incubada antes do Paclitaxel,[190,191] e ensaios clínicos

Ordens de Infusão de Protocolos de Tratamento Antineoplásicos • **67**

comprovaram maior segurança para a administração prévia do Paclitaxel.[190,192] Apesar de um dos estudos disponíveis ter realizado um longo intervalo entre a administração desses medicamentos,[192] parece seguro[17] indicar que infusão deve ser iniciada pelo Paclitaxel, seguido pela Cisplatina.

1º Paclitaxel	2º Cisplatina

Cisplatina e Raltitrexato

Os medicamentos desse protocolo não apresentam interação medicamentosa grave,[17,69] não havendo informações sobre a compatibilidade físico-química para infusão em Y.[42] O Raltitrexato possui ação ciclo específica, enquanto a Cisplatina possui ação ciclo não específica,[43,44] assim como ação irritante tecidual e do endotélio vascular.[22]

Estudo em cultura de células encontrou maior sinergismo com a exposição inicial ao Raltitrexato e, em seguida, à Cisplatina.[200] Contudo, outro estudo demonstrou bons resultados independentemente da ordem de infusão adotada,[201] e não foram encontrados ensaios clínicos comparando essas diferentes ordens de infusão para uma avaliação mais adequada da possível interação farmacodinâmica. Com base nessas evidências, toda proposição de ordem de infusão contém importantes fragilidades. Porém, considerando a característica de ação do Raltitrexato, ciclo específico, e uma possível alteração farmacocinética que a Cisplatina pode produzir sobre o mesmo, considera-se mais adequado que a infusão se inicie pelo Raltitrexato, seguido pela Cisplatina.

1º Raltitrexato*	2º Cisplatina

*Aconselha-se a lavagem do equipamento de infusão com solução compatível antes da administração da Cisplatina.

Cisplatina e Topotecano

Os medicamentos desse protocolo apresentam uma interação medicamentosa grave, em que o uso concomitante pode gerar o agravamento dos efeitos adversos de ambos os medicamentos;[69] no entanto, os medicamentos são compatíveis para infusão em Y.[42] O Topotecano possui ação ciclo específica, ao passo que a Cisplatina, ação ciclo inespecífica,[43,44] e ambos têm ação irritante sobre o leito vascular.[22]

68 • Capítulo 2

A utilização desse protocolo é caracterizada pela ocorrência de diversas reações adversas.[202,203] Para administração no mesmo dia, a infusão iniciada pelo Topotecano parece ser mais segura e tolerada pelos pacientes,[203,204] sendo, por isso, a ordem de infusão sugerida.

1º Topotecano	2º Cisplatina

Cisplatina e Trastuzumabe

Os medicamentos desse protocolo não apresentam interação medicamentosa grave,[17,69] não havendo informações sobre a compatibilidade físico-química para infusão em Y.[42] O Trastuzumabe é um anticorpo monoclonal,[17] não havendo informações disponíveis sobre lesão tecidual.[22] A Cisplatina possui ação ciclo inespecífica[43,44] e irritante tecidual e do endotélio vascular.[22]

Estudo em cultura de células demonstrou que a exposição inicial à combinação desses medicamentos em conjunto (por um dia), seguida pela exposição ao Trastuzumabe sozinho (por dois dias), foi mais efetiva do que a ordem inversa ou a exposição sequencial desses medicamentos.[205] Nota-se que nesse estudo o tempo de exposição foi prolongada, considerando que, uma vez administrados, os medicamentos *in vivo* possuem ação por um período maior do que o tempo de infusão e distribuição dos mesmos no organismo. Não foram encontrados estudos *in vivo* que pudessem embasar qualquer extrapolação dos resultados *in vitro*.[205] Contudo, por considerar a ausência de mais evidências a respeito do tema, e que a meia-vida dos medicamentos é prolongada (1/2 vida: Trastuzumabe = 5,8 dias; Cisplatina = bifásica: inicial de 25-49 minutos, terminal de 36-47 dias[17]), a infusão iniciando com a Cisplatina, seguida pelo Trastuzumabe parece mais racional.

1º Cisplatina*	2º Trastuzumabe

Aconselha-se a lavagem do equipamento de infusão com solução compatível antes da administração do Trastuzumabe.

Cisplatina e Vincristina

Os medicamentos desse protocolo não apresentam interação medicamentosa grave,[17,69] havendo compatibilidade físico-química para infusão em Y.[42] A Vincristina possui ação ciclo específica, enquanto a Cisplatina possui ação ciclo não específica.[43,44] A Vincristina possui ação vesicante, e a Cisplatina, potencial de irritação tecidual e do endotélio vascular.[22]

A administração inicial da Vincristina tem mais sinergismo[135,159,160] e parece racional tanto em razão de ser um medicamento vesicante, como também ser ciclo específico. Não foram encontrados ensaios clínicos comparando as duas ordens de infusão, mesmo assim parece seguro sugerir que a infusão deve começar pela Vincristina e seguir com a Cisplatina, tanto pela segurança como pela menor chance de interações farmacocinéticas.

1º Vincristina	2º Cisplatina

Cisplatina e Vinorelbina

Esse protocolo possui uma importante interação medicamentosa, em que a Cisplatina pode alterar a excreção da Vinorelbina e ocasionar aumento da toxicidade, em especial granulocitopenia.[17,41,43,44] Com relação à compatibilidade físico-química, esses medicamentos são compatíveis entre si para infusão em dispositivos de infusão múltipla via (Y).[42] A Vinorelbina é um medicamento ciclo específico, enquanto a Cisplatina é ciclo não específico.[43,44] A Vinorelbina possui ação vesicante e a Cisplatina, característica de irritação tecidual e do endotélio vascular.[22]

Em razão da interação medicamentosa relatada, é recomendado que a Vinorelbina seja administrada antes que a Cisplatina para diminuir a toxicidade do tratamento.[43,44,147] A administração seguindo essa ordem não apresenta alteração significativa dos parâmetros farmacocinéticos da Cisplatina,[206] e ainda permite que a infusão seja iniciada pelo medicamento vesicante e ciclo específico, com possível otimização da terapia.

1º Vinorelbina	2º Cisplatina

Citarabina e Fludarabina

Esse protocolo possui importante interação medicamentosa, em que o uso da Fludarabina pode gerar aumento da citotoxicidade da Citarabina.[17,41,44] Os medicamentos possuem compatibilidade físico-química para infusão em dispositivos de infusão múltipla via (Y),[42] sendo ambas ciclo específicas[43,44] e sem relato de ação vesicante ou irritante do endotélio vascular.[22]

70 • Capítulo 2

Estudo em cultura de células indicam interferência na ativação da Fludarabina pela administração da Citarabina, o que indica menor interação com a administração da Fludarabina antes da Citarabina.[207] O uso dessa ordem de infusão parece também aumentar o acúmulo de Citarabina em células leucêmicas,[208] o que pode ser o mecanismo dos relatos de potencialização da ação quando se utiliza Fludarabina seguida de Citarabina.[209,210] Não obstante, a infusão prolongada da Citarabina apresentou melhor efeito terapêutico.[211] Desse modo, considera-se mais adequadas, para potencialização da terapia, iniciar com a Fludarabina e, a seguir, realizar a administração da Citarabina (de preferência, em infusão de 2 h-4 h).[207-211]

1º	2º
Fludarabina	Citarabina

Citarabina, Fludarabina e Mitoxantrona (FAM/FAM-2)

Existem dois protocolos distintos, que podem ser denominados pelo acrônimo FAM; portanto, atenção para que não haja confusão entre eles. De acordo com o Micromedex, esse esquema não apresenta interação medicamentosa.[17] Contudo, há evidências de que a administração da Fludarabina aumenta a citotoxicidade da Citarabina e a atividade da Mitoxantrona, por inibição dos mecanismos de reparo celular.[41,44] Todos os medicamentos possuem compatibilidade físico-química para infusão em dispositivos de infusão múltipla via (Y).[42] A Mitoxantrona é um medicamento ciclo não específico, enquanto a Citarabina e a Fludarabina são ciclo específicas.[43,44] A Mitoxantrona possui ação de vesicante tecidual e do endotélio vascular.[22]

Aparentemente, a interação existente entre a Citarabina e a Fludarabina, gerando a modificação de efeito, ocorre quando aFludarabina é infundida antes da Citarabina. Por isso, a base de dados Drugs.com recomenda que a administração seja realizada na ordem inversa, ou seja, a Citarabina e depois a Fludarabina, com um intervalo de duas a três horas entre os medicamentos com o objetivo de diminuir os efeitos colaterais do tratamento.[69] Não foram localizadas as referências que embasam a recomendação dessa base de dados. Os relatos encontrados, concordantes com a interação e o efeito dependente da ordem de infusão, indicam a potencialização da ação quando se utiliza a Fludarabina seguida da Citarabina,[209,210,212-214] e que a infusão prolongada da Citarabina possui melhor efeito terapêutico[211], sendo recomendado por esses autores o seguimento dessa ordem de infusão. Desse modo, apesar do possível aumento de efeitos colaterais, considera-se a seguinte ordem como adequada para potencialização da terapia, iniciando com a Mitoxantrona, medicação vesicante (30 minutos de infusão), seguindo com a Fludarabina (5 minutos de infusão) e a Citarabina (24 horas de infusão), conforme preconizado na literatura.[209–211,213,214]

1º	2º	3ª
Mitoxantrona	Fludarabina	Citarabina

Dacarbazina e Gencitabina

Os medicamentos desse protocolo não apresentam interação medicamentosa grave,[69] e são compatíveis para administração em dispositivos de infusão múltipla via (Y).[42] Ambos possuem ação ciclo específica, e a Dacarbazina é considerada um medicamento irritante.[22,43,44] Os parâmetros farmacocinéticos não se alteram em razão da ordem de infusão, mas há uma tendência de menor pico, mas maior área sobre a curva de metabólitos da Gencitabina quando a Dacarbazina é infundida antes,[215] fato esse que pode potencializar a ação da Gencitabina.[216] Com base nessa evidência, sugere-se iniciar a infusão pela Dacarbazina, seguida da Gencitabina.

1º	2º
Dacarbazina	Gencitabina

Dexametasona, Doxorrubicina e Vincristina (VAD)

Não existem relatos de interações medicamentosas graves entre esses medicamentos,[17,41,44] contudo, a Vincristina pode ter seu metabolismo modificado após a administração de medicamentos indutores do citocromo P450[43,44] (ver mais detalhes no esquema Ciclofosfamida, Doxorrubicina, Prednisona e Vincristina). A Doxorrubicina e a Vincristina são compatíveis para administração em dispositivos de infusão múltipla via (Y).[42] A Vincristina possui ação celular ciclo específica, e a Doxorrubicina, ciclo não específica.[43,44] A Doxorrubicina e a Vincristina possuem ação vesicante do endotélio vascular e tecidos.[22] A Dexametasona é um medicamento com ação imunomoduladora, não se enquadrando na classificação quanto à atuação no ciclo celular.[11,43]

A Dexametasona interfere no ciclo circadiano do cortisol no organismo humano, em razão disso sua administração deve ser realizada de preferência pela manhã durante os dias de tratamento, juntamente ou logo após o café da manhã.[11] Originalmente, esse esquema foi concebido para que se realizasse infusão contínua da Doxorrubicina e Vincristina. Contudo, em razão do risco prolongado

72 • Capítulo 2

de extravasamento (lembrando que ambos os medicamentos são vesicantes) e taxas de resposta semelhantes, muitos serviços podem optar por administrar essas medicações em infusão curta.[217] Se realizada infusão sequencial, recomenda-se que se inicie pela Vincristina seguida da Doxorrubicina, assim o medicamento ciclo específico é administrado antes e pode haver uma menor interferência no metabolismo da Vincristina.

1º	2º	3º
Dexametasona*	Vincristina	Doxorrubicina

*Indica-se a administração em dose única diária da Dexametasona juntamente ou logo após o café da manhã.[11,14]

Docetaxel e Doxorrubicina

Os medicamentos desse protocolo não apresentam interação medicamentosa grave,[17,41] e não há informações disponíveis sobre a compatibilidade físico-química para administração em dispositivos de infusão múltipla via (Y).[42] O Docetaxel possui ação ciclo específica, enquanto a Doxorrubicina possui ação ciclo não específica,[11,43] e ambas apresentam potencial vesicante.[22,43,44]

A literatura apresenta relatos divergentes sobre o tema. Alguns autores consideram que a ordem de infusão desses medicamentos não interfere de modo signifíco nos parâmetros farmacocinéticos[103] e na ocorrência de eventos adversos.[103,218] Contudo, outros ensaios encontraram maior concentração máxima do Docetaxel quando o mesmo foi infundido após a Doxorrubicina,[219] e outro estudo relatou neutropenia menos prolongada quando a Doxorrubicina foi infundida antes do Docetaxel.[220] Estudo in vitro encontrou antagonismo quando a exposição das células ocorreu primeiro com a Doxorrubicina e depois com o Docetaxel,[140] possivelmente porque a ação ciclo inespecífica da Doxorrubicina possa reduzir a quantidade de células que entram em mitose.[43] Tais achados podem ser relativamente concordantes, haja vista que a maior ação da ordem de infusão Docetaxel → Doxorrubicina[140] pode ser a responsável por maior ação no organismo, culminando em maior ocorrência de neutropenia prolongada.[220]

Esse panorama faz com que a definição da ordem de infusão se torne complicada, pois a ordem que aparentemente possui melhor sinergismo, é, consequentemente, a ordem com mais chance de neutropenia prolongada. Porém, considerando que o objetivo do tratamento seja afetar as células neoplásicas do modo mais efetivo, e que apenas um artigo apresentou o relato de maior neutropenia prolongada,[220] com outras evidências de não haver alteração significativa nos efeitos colaterais,[103,218] sugere-se que a infusão seja iniciada pelo Docetaxel, seguida pela Doxorrubicina, com a monitoração da ocorrência de toxicidade hematológica.

1°	2°
Docetaxel*	Doxorrubicina

*Aconselha-se a lavagem do equipamento de infusão com solução compatível após a administração da Doxorrubicina.

Docetaxel e Gencitabina

Os medicamentos desse protocolo não apresentam interação medicamentosa grave,[17,41] com compatibilidade físico-química para administração em dispositivos de infusão múltipla via (Y).[42]. Ambos possuem ação ciclo específica,[11,43] e o Docetaxel apresenta potencial vesicante.[22,43,44]

A ordem de infusão desses medicamentos parece não alterar de modo significativo os parâmetros farmacocinéticos dos mesmos.[50,221,222] Estudos *in vitro* apresentam resultados diferentes, pois enquanto para células de sarcoma[174] e carcinoma epidermoide[175] a ordem Gencitabina → Docetaxel apresentou mais eficácia para o câncer de pulmão, a ordem inversa parece ser mais efetiva.[175] A variação de efeito da ordem inversa foi descrita em ambos os trabalhos, bem como o antagonismo para a infusão concomitante.[174,175] Em ensaios clínicos, não foi observada diferença na taxa de resposta ou sobrevida livre de doença para a alteração da ordem de infusão.[171-173] Apesar de ser considerado um protocolo no qual a ordem de infusão não influencia os resultados clínicos,[50,56] em razão das evidências em estudos experimentais, considera-se que a infusão deve ser iniciada pela Gencitabina, seguida pelo Docetaxel. Cabe aos serviços avaliarem as evidências, podendo ainda ser realizada a inversão na ordem de infusão para o tratamento de câncer de pulmão. E ressalta-se a importância de novas evidências, provenientes de ensaios clínicos ou estudos retrospectivos.

1°	2°
Gencitabina	Docetaxel

Docetaxel e Erlotinibe

Os medicamentos desse protocolo não apresentam interação medicamentosa grave.[17,69] O Erlotinibe é um inibidor específico (de receptor de fator de crescimento epitelial)[17] sem informação a respeito de lesão tecidual.[22] O Docetaxel possui ação ciclo específica[11,43] e potencial vesicante.[22,43,44]

Estudos em cultura de células encontram sinergismo com a exposição inicial do Docetaxel, seguida pela exposição ao Erlotinibe.[223-225] O mesmo resultado também foi encontrado em experimento em modelo animal.[226] Foi observado antagonismo em teste com a ordem inversa de infusão[223,224] e efeito dose-dependente com o uso concomitante, ocorrendo sinergismo em baixas concentrações do Docetaxel, e antagonismo em concentrações mais elevadas.[224] Não foram encontrados outros estudos que pudessem auxiliar a definição da ordem de infusão, mas considerando que a administração do Erlotinibe, via oral, pode tranquilamente ser realizada após a administração do Docetaxel, parece adequado que o Docetaxel endovenoso seja realizado antes da administração oral do Erlotinibe. É importante ressaltar a importância do tratamento antiemético objetivando que o paciente não venha a expelir o Erlotinibe.

1º	2º
Docetaxel	Erlotinibe

Docetaxel e Epirrubicina

Os medicamentos desse protocolo não apresentam interação medicamentosa grave.[69] Os medicamentos não foram testados quanto a compatibilidade para infusão em (Y).[42] O Docetaxel possui ação ciclo específica, enquanto a Epirrubicina possui ação ciclo não específica,[11,43] e ambos apresentam potencial vesicante.[22,43,44]

A utilização desses medicamentos parece não interferir no metabolismo do Docetaxel em modelo animal[227] ou em ensaio clínico.[228,229] Alguns ensaios clínicos empregam esse esquema iniciando pela Epirrubicina,[230] mas sem a comparação com a ordem reversa. Uma vez que alguns autores consideram que o presente protocolo não possui uma ordem de infusão bem estabelecida,[88] e em razão da ausência de estudos que possam descartar um possível antagonismo pela infusão inicial da Epirrubicina, assim como o relatado *in vitro* para o esquema Docetaxel e Doxorrubicina,[140] sugere-se que o esquema seja iniciado pela infusão do Docetaxel, seguido pela Epirrubicina, para o caso de haver uma interação ainda não bem estabelecida.

1º	2º
Docetaxel*	Epirrubicina

*Limpar equipo com solução compatível em razão da ausência de evidências que comprovem a compatibilidade desses medicamentos.

Docetaxel e Fluoruracila

Os medicamentos desse protocolo não apresentam interação medicamentosa grave,[69] não sendo encontrada informação a respeito da compatibilidade físico-química entre eles.[42] Ambos possuem ação ciclo específica.[43,44] O Docetaxel possui ação vesicante e a Fluoruracila, ação irritante.[22]

A ordem de infusão dos medicamentos não alterou o perfil farmacocinético dos mesmos in vivo,[49] e in vitro houve sinergismo dessa combinação quando o Docetaxel foi infundido antes da Fluoruracila.[50] Essa ordem de infusão vai ao encontro de estudos farmacocinéticos de fases I e II, apresentando boa tolerabilidade,[51] sendo, portanto, a ordem de infusão sugerida.

1º Docetaxel*	2º Fluoruracila

*Aconselha-se a lavagem do equipamento de infusão com solução compatível antes da administração da Fluoruracila.

Docetaxel e Ifosfamida

Esse protocolo não possui interação medicamentosa grave.[17,41] Com relação à compatibilidade físico-química, esses medicamentos são compatíveis entre si para administração em dispositivos de infusão múltipla via (Y).[42] O Docetaxel é um medicamento ciclo específico,[43,44] com possível ação vesicante tecidual e do endotélio vascular,[22] e a Ifosfamida é ciclo não específica,[43,44] com ação irritante do endotélio vascular e dos tecidos.[22]

Os ensaios clínicos demonstram que a farmacocinética do Docetaxel não se altera pela infusão anterior ou posterior da Ifosfamida; contudo, ocorre diminuição da ativação da Ifosfamida quando o Docetaxel é infundido antes.[138,231,232] Hervonen et al., em um ensaio clínico de fase I com apenas 10 pacientes, recomendam que a infusão deve ser iniciada pela Ifosfamida,[231] mas tal recomendação não é reforçada pelos estudos seguintes.[138,232] A inexistência de evidências conclusivas faz com que os autores divirjam a respeito da melhor ordem de infusão.[56,88] Contudo, uma vez que o Docetaxel é um medicamento ciclo específico, com potencial vesicante, considera-se mais adequado iniciar a infusão por esse medicamento, seguida pela Ifosfamida.

1º Docetaxel	2º Ifosfamida*

*Dependendo da dose da Ifosfamida, pode ser necessária a infusão da Mesna. Para mais detalhes, consultar o esquema Ifosfamida e Mesna.

76 • Capítulo 2

Docetaxel e Irinotecano

Os medicamentos desse protocolo não apresentam interação medicamentosa grave,[69] não havendo informações disponíveis sobre a compatibilidade físico-química para administração em dispositivos de infusão múltipla via (Y).[42] Ambos possuem ação ciclo específica.[11,43] O Irinotecano apresenta potencial irritante e o Docetaxel, potencial vesicante do leito vascular.[22,43,44]

Diversos ensaios clínicos foram delineados com esses medicamentos, não havendo consenso na literatura a respeito da ordem de infusão. Alguns autores empregaram a combinação Docetaxel seguido pelo Irinotecano.[233–235] Contudo, o Irinotecano seguido pelo Docetaxel parece apresentar menor potencial de efeitos adversos.[236–239] Não obstante, a administração em modelos animais do Irinotecano após o Docetaxel pode apresentar redução do *clearance* do Docetaxel, uma vez que são metabolizados pelas mesmas isoenzimas.[238] Tais evidências, embora não conclusivas, parecem apontar para uma maior segurança na administração do Irinotecano seguido pelo Docetaxel.

1º	2º
Irinotecano*	Docetaxel

*Em razão da inexistência de uma evidência que suporte a estabilidade desses medicamentos para infusão em Y, recomenda-se a lavagem do equipo com solução compatível antes do início da infusão do Docetaxel.

Docetaxel e Metotrexato

Os medicamentos desse protocolo não apresentam interação medicamentosa grave,[69] e não há relatos da avaliação da compatibilidade físico-química para infusão conjunta desses medicamentos.[42] Ambos possuem ação ciclo específica,[43,44] e o Docetaxel possui ação vesicante e o Metotrexato não apresenta ação significativa sobre o leito vascular.[22]

A administração conjunta desses medicamentos parece não alterar de modo significativo os parâmetros farmacocinéticos dos mesmos.[240,241] A administração do Metotrexato aparentemente induz à sincronização das células na fase S de divisão celular, o que potencializa a ação do Docetaxel, quando administrado 12 horas após o Metotrexato *in vitro*.[50,240] Em testes clínicos, a administração desse protocolo com intervalo de 24 horas se mostrou mais tóxica, sem uma aparente vantagem para o controle da doença.[242] Embora seja uma evidência relativamente frágil, tal achado parece não sustentar a importância de um intervalo longo entre a administração desses medicamentos, salvo em protocolos em que já são previstas administrações em dias subsequentes. Contudo, as evidências *in vitro* apresentam uma racionalidade para a administração do Metotrexato antes do Docetaxel, mesmo para infusões sequenciais, motivo pelo qual a infusão do Metotrexato seguido pelo Docetaxel parece ser a mais indicada.

1º Metotrexato*	2º Docetaxel

*Aconselha-se a lavagem do equipamento de infusão com solução compatível antes da administração do Metotrexato.

Docetaxel e Oxaliplatina

Os medicamentos desse protocolo não apresentam interação medicamentosa grave,[69] com compatibilidade físico-química entre esses medicamentos para infusão em Y.[42] O Docetaxel possui ação ciclo específica[43,44] e vesicante,[22] enquanto a Oxaliplatina age independentemente do ciclo celular[43,44] e apresenta ação irritante.[22]

As platinas, de modo geral, interferem na depuração de diversos medicamentos, com evidência de que a infusão da Cisplatina seguida pelo Docetaxel altera o perfil de depuração do Docetaxel, aumentando a toxicidade do tratamento.[44] De modo semelhante, pode ocorrer interação da Oxaliplatina com o Docetaxel, uma vez que a infusão da Oxaliplatina antes do Paclitaxel apresenta alteração da depuração do Paclitaxel.[48] Embora não tenha sido encontrada nenhuma evidência que suporte essa inferência, considera-se adequada a sugestão de que a infusão se inicie pelo Docetaxel seguido da Oxaliplatina,[88] visando a uma possível menor interferência na depuração do Docetaxel, além de permitir que o medicamento vesicante seja administrado primeiro.

1º Docetaxel	2º Oxaliplatina

Docetaxel e Pamidronato

Os medicamentos desse protocolo não apresentam interação medicamentosa grave,[17,69] não havendo informações sobre a compatibilidade físico-química para infusão em Y.[42] O Docetaxel possui ação ciclo específica[43,44] e vesicante tecidual e do endotélio vascular.[22]

78 • Capítulo 2

Não foram encontrados estudos avaliando a possível interação da ordem de infusão com o efeito desses medicamentos. Contudo, conforme proposto por Silva *et al.*,[56] a administração do Pamidronato antes do Docetaxel pode provocar alterações renais, além do risco de outras complicações.[17,56] Considerando ainda a necessidade de priorizar o tratamento com o Docetaxel, bem como sua possível ação vesicante, considera-se mais adequado que a infusão do Docetaxel inicie o esquema, sendo seguida do Pamidronato.

1° Docetaxel*	2° Pamidronato

Aconselha-se a lavagem do equipamento de infusão com solução compatível antes da administração do Trastuzumabe.

Docetaxel e Pemetrexede

Os medicamentos desse protocolo não apresentam interação medicamentosa grave,[69] com compatibilidade físico-química entre esses medicamentos para infusão em Y.[42] Ambos possuem ação ciclo específica,[43,44] e o Docetaxel possui ação vesicante e o Pemetrexede não apresenta ação significativa sobre o leito vascular.[22]

Estudo *in vitro* demonstrou ação sinérgica do protocolo quando o Pemetrexede foi incubado antes do Docetaxel.[243] Não foram encontrados ensaios clínicos que permitissem dar maior suporte à evidência encontrada em cultura de células. Contudo, diante da evidência disponível, a infusão do Pemetrexede antes do Docetaxel parece ser a ordem mais racional.

1° Pemetrexede	2° Docetaxel

Docetaxel e Topotecano

Os medicamentos desse protocolo não apresentam interação medicamentosa grave,[69] e há compatibilidade físico-química entre esses medicamentos para a infusão em Y.[42] Ambos possuem ação ciclo específica.[43,44] O Docetaxel possui potencial de ação vesicante, e o Topotecano, ação irritante sobre o leito vascular.[22]

A infusão inicial de qualquer um dos medicamentos interfere no *clearance* do medicamento infundido a seguir.[244,245] As evidências disponíveis apresentam particularidades importantes que precisam ser apreciadas. A administração inicial do Topotecano durante quatro dias, em infusão de 30 minutos, diminui o *clearance* do

Docetaxel, aumentando a toxicidade da terapia.[245] Contudo, com a administração prolongada (72 horas) do Topotecano, seguido pelo Docetaxel, os resultados apresentaram menor farmacocinética.[244] Fica evidente a forte interação que ocorre entre os medicamentos, e a influência que o tempo de infusão possui nessa interação. Para administrações rápidas, que são mais compatíveis com a realidade de diversos serviços de cuidado oncológico, parece que a infusão inicial do Docetaxel é mais segura,[246,247] embora seja encontrado estudo utilizando a ordem inversa com relato de toxicidade aceitável.[248] Mais estudos são imprescindíveis; até lá, considera-se o proposto como ordem mais segura,[246,247] iniciando com o Docetaxel e seguindo com o Topotecano.

1º Docetaxel	2º Topotecano

Docetaxel e Vinorelbina

Os medicamentos desse protocolo não apresentam interação medicamentosa grave,[69] sem informações a respeito da compatibilidade físico-química entre esses medicamentos para infusão em Y.[42] Ambos possuem ação ciclo específica[43,44] e potencial de ação vesicante sobre o leito vascular.[22]

A administração inicial da Vinorelbina não provocou alteração significativa nos parâmetros farmacocinéticos dos medicamentos desse protocolo em estudo de fase I.[249] Contudo, outros estudos demonstraram menor *clearance* da Vinorelbina quando esta é infundida antes do Docetaxel. Já os parâmetros do Docetaxel não se alteram independentemente da ordem de infusão adotada.[250–253] Embora os estudos que encontraram tal interferência tenham contado com um baixo número amostral, a reprodutibilidade dos resultados parece suficiente para indicar que a melhor ordem de infusão seja iniciar pelo Docetaxel e, a seguir, infundir a Vinorelbina.

1º Docetaxel*	2º Vinorelbina

*Limpar equipo com solução compatível antes da administração da Vinoralbina em razão da ausência de evidências que comprovem a compatibilidade desses medicamentos.

Doxorrubicina e Etoposídeo

Os medicamentos desse protocolo não apresentam interação medicamentosa grave,[17,69] havendo compatibilidade físico-química para infusão em Y, quando a concentração do Etoposídeo não é muito alta.[42] O Etoposídeo possui ação ciclo específica, enquanto a Doxorrubicina possui ação ciclo não específica.[43,44] A Doxorrubicina é vesicante, e o Etoposídeo apresenta características de irritação tecidual e do endotélio vascular.[22]

A administração inicial do Etoposídeo pode, teoricamente, promover maior efeito de medicamentos ciclo não específicos, em razão da paralisação das células neoplásicas em fases de divisão.[43] Nesse sentido, estudo em cultura de células encontrou maior sinergismo desse protocolo quando as células foram expostas primeiro ao Etoposídeo e depois à Doxorrubicina.[131] Assim, mesmo a Doxorrubicina sendo fortemente vesicante,[22] parece mais racional que a infusão se inicie pelo Etoposídeo, e seja seguida pela Doxorrubicina.

1º	2º
Etoposídeo*	Doxorrubicina

*Por segurança, indica-se a lavagem do equipo antes da infusão da Doxorrubicina.

Doxorrubicina, Fluoruracila e Mitomicina (FAM/iFAM)

A Doxorrubicina e a Mitomicina apresentam um interação importante, em que a administração concomitante pode aumentar a cardiotoxicidade do tratamento.[17,41,44] A Mitomicina possui compatibilidade físico-química com a Doxorrubicina e a Fluoruracila para administração em dispositivos de infusão múltipla via (Y), porém a Doxorrubicina e a Fluoruracila possuem compatibilidade variável, que deve ser interpretada como uma incompatibilidade em potencial.[42] A Fluoruracila é um medicamento ciclo específico, enquanto a Doxorrubicina e a Mitomicina são ciclo não específicas.[43,44] A Doxorrubicina e a Mitomicina possuem ação vesicante e a Fluoruracila possui característica de irritação tecidual e do endotélio vascular.[22]

Não foram encontrados estudos investigando a sequência de infusão desse protocolo, ou mesmo a influência entre cada um deles de modo separado. Estudo em células empregando a Doxorrubicina, a Fluoruracila e o Paclitaxel demonstrou vantagem para a infusão da Fluoruracila após os outros dois medicamentos.[144] Em outro estudo, empregando a Doxorrubicina, a Fluoruracila e o Metotrexato, a ordem de infusão menos tóxica foi a que iniciou pela Doxorrubicina, seguida pela Fluoruracila e pelo Metotrexato.[145] Ao extrapolar os resultados dos estudos citados, e realizar a infusão iniciando pela Doxorrubicina, seguida pela Fluoruracila e pela Mitomicina, é possível a intercalação da administração da Doxorrubicina e da Mitomicina, além de iniciar com um fármaco vesicante. Contudo, é importante ressaltar a necessidade de mais evidências que sustentem essa, ou qualquer outra ordem de infusão.

1° Doxorrubicina*	2° Fluoruracila	3° Mitomicina

*Limpar o equipo com solução compatível em razão da ausência de evidências que comprovem a compatibilidade desses medicamentos.

Doxorrubicina e Gencitabina

Os medicamentos desse protocolo não apresentam interação medicamentosa grave,[69] com compatibilidade físico-química entre esses medicamentos para infusão em Y.[42] A Gencitabina possui ação ciclo específica,[43,44] e a Doxorrubicina age independentemente do ciclo celular,[43,44] apresentando ação vesicante.[22]

Estudo *in vitro* com células câncer de mama demonstrou maior ação sinérgica desse esquema quando a infusão se iniciou pela Gencitabina.[254] Uma vez não sendo encontrados mais estudos a respeito desse protocolo, e que a infusão inicial da Gencitabina possui a racionalidade ao iniciar o protocolo pelo agente ciclo específico, considera-se essa a sequência de infusão mais adequada.

1° Gencitabina	2° Doxorrubicina

Doxorrubicina e Ifosfamida

Não há relatos de interação medicamentosa grave entre esses medicamentos,[17,41] havendo estabilidade físico-química para administração em dispositivos de infusão múltipla (Y).[42] Ambos são ciclo não específicas.[43,44] A Doxorrubicina apresenta ação vesicante e a Ifosfamida possui ação irritante do endotélio vascular e tecidos.[22]

De modo semelhante à Ciclofosfamida, a Ifosfamida é um pró-fármaco, que precisa sofrer metabolismo hepático para se tornar ativo[11,43] (ver mais detalhes no esquema Ciclofosfamida e Doxorrubicina – AC). Não foram encontradas evidências que possibilitem predizer um melhor perfil de segurança para o presente protocolo. Uma aproximação teórica possível é extrapolar as evidências encontradas nos protocolos AC e Docetaxel e Ifosfamida, em que a administração inicial da antraciclina se mostrou menos tóxica, e, em

82 • Capítulo 2

consequência, recomendada. Desse modo, considera-se mais seguro iniciar com a Doxorrubicina, e depois a Ifosfamida, o que permite a infusão inicial do medicamento vesicante, além de priorizar o metabolismo da antraciclina (Doxorrubicina). Avaliar se o protocolo não prevê a administração da Mesna. Se for o caso, a mesma deve ter sua primeira dose administrada em conjunto com a Ifosfamida, e as doses seguintes devem seguir o protocolo.

1º	2º
Doxorrubicina	Ifosfamida*

*Se a Mesna for prescrita, administrar a primeira dose juntamente com a Ifosfamida.

Doxorrubicina e Paclitaxel

Os medicamentos desse protocolo não apresentam interação medicamentosa grave,[69] com registro de compatibilidade físico-química entre esses medicamentos para infusão em Y.[42] O Paclitaxel possui ação ciclo específica, enquanto a Doxorrubicina tem ação inespecífica sobre o ciclo celular.[43,44] Ambos possuem ação vesicante sobre o endotélio vascular.[22]

Estudo *in vitro* demonstrou haver maior citotoxicidade com a exposição inicial ao Paclitaxel,[149] e estudos clínicos empregando essa ordem apresentaram menor *clearance* da Doxorrubicina em infusões prolongada[149,150] e curta,[148] com mais frequência de eventos adversos.[148–150] Desse modo, parece seguro afirmar que a melhor ordem de infusão[17] seja iniciar pela Doxorrubicina e, em seguida, pelo Paclitaxel.

1º	2º
Doxorrubicina	Paclitaxel

Epirrubicina e Gencitabina

Os medicamentos desse protocolo não apresentam interação medicamentosa grave,[69] e não há informações a respeito da compatibilidade físico-química entre esses medicamentos para a infusão em Y.[42] A Gencitabina possui ação ciclo específica.[43,44] A Epirrubicina age de modo independente do ciclo celular,[43,44] apresentando ação vesicante.[22]

Estudo *in vitro* com células do câncer de mama demonstrou maior ação sinérgica desse esquema quando ocorreu exposição inicial da Gencitabina.[254] Uma vez que não foram encontrados mais estudos a respeito desse protocolo, e que a infusão inicial da Gencitabina

Ordens de Infusão de Protocolos de Tratamento Antineoplásicos • **83**

possui a racionalidade de iniciar o protocolo pelo agente ciclo específico, considera-se essa a sequência de infusão mais adequada.

1º Gencitabina*	2º Epirrubicina

Indicada a lavagem do acesso venoso com solução compatível entre a infusão desses medicamentos.

Epirrubicina e Paclitaxel

Os medicamentos desse protocolo não apresentam interação medicamentosa grave,[69] sem registro de testes de compatibilidade físico-química para infusão em Y.[42] O Paclitaxel possui ação ciclo específica, enquanto a Epirrubicina tem ação inespecífica sobre o ciclo celular.[43,44] Ambos possuem ação vesicante sobre o endotélio vascular.[22]

Estudo *in vitro* apresenta maior citotoxicidade com a exposição inicial ao Paclitaxel.[150] A infusão inicial do Paclitaxel parece diminuir o *clearance* da Epirrubicina, ocasionando maior frequência de eventos adversos.[150,255,256] De modo similar ao que acontece no protocolo com a Doxorrubicina, parece mais seguro que a infusão se inicie pela Antraciclina, ou seja, pela Epirrubicina e depois pelo Paclitaxel.

1º Epirrubicina*	2º Paclitaxel

Efetuar a limpeza do equipamento de infusão com solução compatível, uma vez que não é possível afirmar compatibilidade entre os medicamentos.

Etoposídeo e Mitomicina

Os medicamentos desse protocolo não apresentam interação medicamentosa grave,[69] com registro de incompatibilidade físico-química entre esses medicamentos para infusão em Y.[42] Ambos possuem ação ciclo específica.[43,44] A Mitomicina possui ação vesicante, e o Etoposídeo, irritante.[22]

Teste *in vitro* com células de adenocarcinoma encontraram antagonismo da ação desses medicamentos quando as células eram expostas simultaneamente aos medicamentos ou expostas por uma hora à Mitomicina e, em seguida, por uma hora ao Etoposídeo. A ordem inversa, mantendo os mesmos tempos de exposição, demonstrou sinergismo de ação.[257] Estudo com células de mieloma e carcinoma endometrial apresentou potencial de antagonismo em todas as ordens de infusão testadas, incluindo infusões contínuas do segundo agente, apresentando resultados pouco conclusivos.[75]

Não foram encontrados estudos *in vivo* que poderiam auxiliar o entendimento da interação entre esses medicamentos. Em razão de melhor coesão no estudo de Seminara *et al.*,[257] assim como outros autores,[88] considera-se mais apropriado que a infusão seja iniciada pelo Etoposídeo seguido pela Mitomicina, com a adequada limpeza do sistema de infusão.

1° Etoposídeo*	2° Mitomicina

É imprescindível a limpeza do sistema de infusão com solução compatível.

Etoposídeo e Paclitaxel

Os medicamentos desse protocolo não apresentam interação medicamentosa grave,[17,69] com registro de compatibilidade físico-química entre esses medicamentos para infusão em Y.[42] Ambos possuem ação ciclo específica.[43,44] O Etoposídeo possui ação irritante e o Paclitaxel, vesicante sobre o leito vascular.[22]

Estudo *in vitro* demonstrou melhor efeito do protocolo quando a cultura de células foi exposta aos medicamentos de modo sequencial, e não simultâneo,[258,259] com possível maior sinergismo com a infusão inicial do Paclitaxel. Esse resultado foi replicado em ensaio clínico investigando a ação da administração concomitante em comparação com a sequencial (Etoposídeo seguido pelo Paclitaxel apenas), que encontrou menor toxicidade na administração sequencial.[260] Outro estudo, comparando as duas ordens de infusão sequenciais, encontrou uma aparente menor toxicidade com a administração inicial do Paclitaxel.[261] O estudo que investigou as duas formas de infusão contou com uma amostra muito reduzida, o que limita a possibilidade de extrapolação do mesmo. Porém, em se tratando do único estudo encontrado que realizou essa comparação, considera-se possível sugerir que a infusão se inicie pelo Paclitaxel, que também é vesicante, seguido pelo Etoposídeo.

1° Paclitaxel	2° Etoposídeo

Etoposídeo e Topotecano

Os medicamentos desse protocolo não apresentam interação medicamentosa grave,[69] com registro de compatibilidade físico-química entre esses medicamentos para infusão em Y.[42] Ambos possuem ação ciclo específica[43,44] e irritante sobre o leito vascular.[22]

Estudo *in vitro* demonstrou maior efeito sinérgico com a exposição do Topotecano seguido pelo Etoposídeo.[262] Ensaios clínicos empregam essa sequência, com o uso do Etoposídeo tanto endovenoso[263,264] como por via oral.[265] Estudo empregando ambos os medicamentos por via oral também utilizou essa ordem de administração, sem o relato de interferência significativa nos parâmetros farmacocinéticos dos mesmos, apesar do pequeno número amostral.[266] Um estudo comparando a ordem de infusão em dias diferentes não registrou alteração na toxicidade do tratamento.[267] Embora não tenham sido encontrados ensaios clínicos investigando de modo comparativo as duas possíveis ordens de infusão, as evidências disponíveis indicam não haver alterações farmacocinéticas e implicações clínicas em razão da administração inicial do Topotecano. Portanto, parece seguro sugerir que a infusão deve se iniciar pelo Topotecano, seguido pelo Etoposídeo.

1º	2º
Topotecano	Etoposídeo

Etoposídeo e Vincristina

Os medicamentos desse protocolo não apresentam interação medicamentosa grave,[17,69] havendo compatibilidade físico-química para infusão em Y.[42] Ambos possuem ação ciclo específica.[43,44] A Vincristina possui ação vesicante, e o Etoposídeo, potencial de irritação tecidual e do endotélio vascular.[22]

Os estudos disponíveis encontraram sinergismo independentemente da ordem de infusão desses medicamentos.[268,269] Considerando a ausência de evidências que auxiliem a definição de uma ordem de infusão mais adequada, e que ambos os medicamentos são ciclo específicos, considera-se mais adequado que a infusão se inicie pela Vincristina, tanto em razão de sua maior neurotoxicidade como pela característica vesicante que ela possui, terminando com o Etoposídeo.

1º	2º
Vincristina	Etoposídeo

Fluoruracila e Gencitabina

Os medicamentos desse protocolo não apresentam interação medicamentosa grave,[69] com compatibilidade físico-química entre eles para infusão em Y.[42] Ambos possuem ação ciclo específica,[43,44] e a Fluoruracila apresenta ação irritante do epitélio vascular.[22]

86 • Capítulo 2

Estudo farmacocinético *in vivo* demonstrou elevação da área sobre a curva da Fluoruracila quando a Gencitabina foi infundida primeiramente.[182] Levando em consideração que a meia-vida da Fluoruracila é curta,[11] a opção por essa ordem de infusão pode contribuir para maior eficácia da terapia, embora não tenham sido encontrados estudos delineados para sustentar essa hipótese.

1º Gencitabina*	2º Fluoruracila

Em protocolos que administram o Ácido Folínico, o mesmo pode ser administrado antes da Gencitabina, com a lavagem do equipamento de infusão com solução compatível. Ou, no caso da administração oral do Ácido Folínico, a mesma pode ocorrer 30 minutos antes da infusão da Fluoruracila.

Fluoruracila, Gencitabina e Trastuzumabe

Os medicamentos desse protocolo não apresentam interação medicamentosa grave,[17,69] não havendo informações sobre a compatibilidade físico-química para infusão em Y de Trastuzumabe com os demais medicamentos. A Fluoruracila e a Gencitabina possuem compatibilidade para infusão em Y.[42] Ambas têm ação ciclo específica.[43,44] A Fluoruracila possui ação irritante tecidual e do endotélio vascular.[22] O Trastuzumabe é um anticorpo monoclonal,[17] não havendo informações disponíveis sobre lesão tecidual.[22]

Estudo farmacocinético *in vivo* demonstrou elevação da área sobre a curva da Fluoruracila quando a Gencitabina era infundida primeiramente.[182] Levando em consideração que a meia-vida da Fluoruracila é curta,[11] a opção por essa ordem de infusão pode contribuir para maior eficácia da terapia, embora não tenham sido encontrados estudos delineados para sustentar essa hipótese. Estudo em cultura de células demonstrou que a exposição inicial à Gencitabina, seguida pela exposição à Fluoruracila e ao Trastuzumabe, foi mais efetiva do que a ordem inversa ou a exposição simultânea aos medicamentos.[270] Não foram encontrados estudos com mais evidências a respeito do tema. Com base nisso, considera-se mais adequado que a infusão se inicie pela Gencitabina, seguida pela Fluoruracila e pelo Trastuzumabe.

1º Gencitabina	2º Fluoruracila*	3º Trastuzumabe

Aconselha-se a lavagem do equipamento de infusão com solução compatível antes da administração do Trastuzumabe.

Fluoruracila e Irinotecano

Os medicamentos desse protocolo não apresentam interação medicamentosa grave.[17,41] Contudo, a Fluoruracila e o Irinotecano são incompatíveis para infusão em Y,[42] embora seja relatada a recomendação de infusão conjunta desses medicamentos.[55,56] A Fluoruracila e o Irinotecano são medicamentos ciclo específicos e possuem características de irritação tecidual e do endotélio vascular.[22,43,44]

Estudos demonstram que pode haver uma importante alteração dos parâmetros farmacocinéticos do Irinotecano se infundido após a Fluoruracila,[14,57] e a administração do Irinotecano antes da Fluoruracila apresenta menor toxicidade.[14,57,271] Com base nessas informações, considera-se mais seguro a infusão inicial do Irinotecano seguido pela Fluoruracila. Vale ressaltar a importância da limpeza do sistema de infusão entre a infusão do Irinotecano e da Fluoruracila.

1º Irinotecano*	2º Fluoruracila

*É imprescindível a lavagem do acesso com 100 mL de solução de soro fisiológico.

Fluoruracila e Metotrexato

Os medicamentos não apresentam nenhuma interação medicamentosa grave.[17,41] Com relação à estabilidade físico-química para infusão em dispositivos de infusão múltipla via (Y), a Fluoruracila é considerado compatível com o Metotrexato de acordo com o Micromedex,[42] embora haja relato na literatura de incompatibilidade,[44] sendo, portanto, mais cauteloso considerar que esses medicamentos sejam incompatíveis. Ambos são ciclo específicos[17,41] e a Fluoruracila apresenta ação irritante do epitélio vascular.[22]

Embora no que se refere aos mecanismos de ação, o pré-tratamento com o Metotrexato aumente a ativação da Fluoruracila,[43,153,154] ensaios clínicos investigando a resposta ao esquema terapêutico apresentaram melhores respostas, maior sobrevida, com a ordem inversa.[155,156] Desse modo, considera-se mais adequado que a infusão se inicie pela Flourruracila seguida pelo Metotrexato.

1º Fluoruracila*	2º Metotrexato

*Aconselha-se a lavagem do equipamento de infusão com solução compatível antes da administração do Metotrexato.

88 • Capítulo 2

Fluoruracila e Oxaliplatina

Os medicamentos desse protocolo não apresentam interação medicamentosa grave.[17,41] Não foram encontradas evidências que tenham testado a compatibilidade físico-química para administração em dispositivos de infusão múltipla via (Y) desses medicamentos.[42] A Fluoruracila é um medicamento ciclo específico, enquanto a Oxaliplatina é não específica, e ambas possuem características de irritação tecidual e do endotélio vascular.[22,43,44]

Embora teoricamente a infusão de um medicamento ciclo específico possa trazer benefícios ao tratamento,[11,43,44] para esse protocolo a infusão inicial da Oxaliplatina potencializa os efeitos da Fluoruracila,[52,58] motivo pelo qual essa ordem de infusão é a sugerida.[88]

1º	2º
Oxaliplatina*	Fluoruracila

Aconselha-se a lavagem do equipamento de infusão com solução compatível antes da administração da Fluoruracila.

Fluoruracila e Paclitaxel

Os medicamentos desse protocolo não apresentam interação medicamentosa grave,[69] com compatibilidade físico-química entre esses medicamentos para infusão em Y.[42] Ambos possuem ação ciclo específica,[11,43] a Fluoruracila possui ação irritante e o Paclitaxel, potencial vesicante.[22,43,44]

Estudos *in vitro* demonstraram que a administração concomitante desses medicamentos, ou a infusão sequencial iniciada pela Fluoruracila, apresentam uma diminuição do efeito do Paclitaxel.[50,272,273] Não se sabe os mecanismos dessa interação. Uma possível explicação é que o Paclitaxel age especialmente nas fases de crescimento e mitose, fases essas que podem ser inibidas ou retardadas pela interrupção do ciclo de síntese proteica promovido pela Fluoruracila.[43] Desse modo, há a recomendação de que a infusão se inicie pelo Paclitaxel,[273] seguido pela Fluoruracila, de acordo com o adotado em estudos clínicos.[274,275]

1º	2º
Paclitaxel	Fluoruracila

Fluoruracila e Raltitrexato

Os medicamentos desse protocolo não apresentam interação medicamentosa grave,[17,69] não havendo informações sobre a compatibilidade físico-química para infusão em Y.[42] Ambos possuem ação ciclo específica.[43,44] A Fluoruracila possui ação irritante tecidual e do endotélio vascular.[22]

Estudo em cultura de células encontrou maior sinergismo com a exposição inicial ao Raltitrexato e, em seguida, à Fluoruracila.[201,276,277] Não foram encontrados ensaios clínicos comparando essas diferentes ordens de infusão, mas sim adotando o recomendado pelos estudos *in vitro*, com intervalo de 24 horas entre a administração dos medicamentos.[278,279] Diante das evidências, parece adequada a sequência Raltitrexato e Fluoruracila, com a opção de se realizar intervalo maior entre as administrações, de acordo com o entendimento e o protocolo de cada serviço.

1º	2º
Raltitrexato*	Fluoruracila

*Aconselha-se a lavagem do equipamento de infusão com solução compatível antes da administração da Fluoruracila, caso os medicamentos sejam infundidos sem intervalo.

Fluoruracila e Trastuzumabe

Os medicamentos desse protocolo não apresentam interação medicamentosa grave,[17,69] não havendo informações sobre a compatibilidade físico-química para infusão em Y.[42] A Fluoruracila apresenta ação ciclo específica[43,44] e potencial de irritação tecidual e do endotélio vascular.[22] O Trastuzumabe é um anticorpo monoclonal,[17] não havendo informações disponíveis sobre lesão tecidual.[22]

Estudo em cultura de células demonstrou que a exposição inicial à Fluoruracila, seguida pela exposição ao Trastuzumabe, foi mais efetiva do que a ordem inversa ou a exposição simultânea aos medicamentos.[205,270] Não foram encontrados estudos com mais evidências a respeito do tema. Com base nos estudos encontrados, considera-se mais apropriado que a infusão se inicie pela Fluoruracila, seguida pelo Trastuzumabe.

1º	2º
Fluoruracila*	Trastuzumabe

*Aconselha-se a lavagem do equipamento de infusão com solução compatível antes da administração do Trastuzumabe.

Gencitabina e Irinotecano

Os medicamentos desse protocolo não apresentam interação medicamentosa grave,[69] e não têm compatibilidade físico-química

90 • Capítulo 2

para administração em dispositivos de infusão múltipla via (Y).[42] Ambos possuem ação ciclo específica,[11,43] e o Irinotecano apresenta potencial irritante vascular.[22,43,44]

A ordem de infusão desses medicamentos parece não alterar de modo significativo os parâmetros farmacocinéticos dos mesmos.[280] Para administração com intervalo de 24 horas entre os medicamentos, a ordem de infusão parece não exercer efeito.[281] Não foram encontradas evidências adequadas para precisar a melhor ordem de infusão. Contudo, com base nos estudos disponíveis, alguns autores recomendam que a infusão seja iniciada pela Gencitabina, seguida pelo Irinotecano,[88,282] o que, na ausência de mais informações, pode ser utilizado como parâmetro para orientar a ordem de administração. Vale ressaltar a necessidade de limpeza do equipo de infusão com solução compatível entre a infusão desses medicamentos.

1º	2º
Gencitabina*	Irinotecano

*Realizar a lavagem do equipo com solução compatível antes de iniciar a infusão do Irinotecano.

Gencitabina e Oxaliplatina

Os medicamentos desse protocolo não apresentam interação medicamentosa grave,[69] tendo compatibilidade físico-química para administração em dispositivos de infusão múltipla via (Y).[42] A Gencitabina possui ação ciclo específica, ao passo que a Oxaliplatina possui ação ciclo não específica.[11,43] A Oxaliplatina apresenta potencial irritante vascular.[22,43,44]

A administração desses medicamentos não apresenta alterações farmacocinéticas se eles forem infundidos com um intervalo de 24 horas.[250] Quando a administração ocorre no mesmo dia, a Oxaliplatina diminui a distribuição da Gencitabina e do seu principal metabólito ativo, sendo a interação menos intensa quando a Gencitabina é infundida primeiro,[283] motivo pelo qual a orientação é que a Gencitabina seja infundida antes da Oxaliplatina.

1º	2º
Gencitabina	Oxaliplatina

Gencitabina e Paclitaxel

Os medicamentos desse protocolo não apresentam interação medicamentosa grave,[17,41] com compatibilidade físico-química para administração em dispositivos de infusão múltipla via (Y).[42] Ambos possuem ação ciclo específica,[11,43] e o Paclitaxel apresenta potencial vesicante.[22,43,44]

Dados *in vitro* não fornecem uma evidência clara de vantagem ou desvantagem em relação à ordem de infusão desses medicamentos, apenas que a administração conjunta pode apresentar antagonismo.[186,284] Contudo, a administração prévia do Paclitaxel aumentou os níveis intracelulares do principal metabólito ativo da Gencitabina.[186] Estudos clínicos apresentaram maior acúmulo desse metabólito com a administração prévia do Paclitaxel,[183,187] com aparente manutenção do perfil farmacocinético dos medicamentos.[188,189] Embora outros autores tenham relatado bons resultados empregando a ordem inversa,[27,285] a literatura[50,117,282,286,287] parece apontar para maior racionalidade na administração prévia do Paclitaxel, seguido pela Gencitabina.

1º	2º
Paclitaxel	Gencitabina

Gencitabina e Pemetrexede

Os medicamentos desse protocolo não apresentam interação medicamentosa grave,[69] com compatibilidade físico-química para administração em dispositivos de infusão múltipla via (Y).[42] Ambos possuem ação ciclo específica,[11,43] sem ação prejudicial sobre o epitélio vascular.[22]

Ensaios clínicos avaliando a ordem de infusão desses medicamentos demonstram que a infusão prévia do Pemetrexede, seguido pela Gencitabina, apresenta menor toxicidade e aparente maior eficácia.[288,289] Diante dessas evidências, considera-se mais adequado que a infusão siga essa ordem, o Pemetrexede, seguido pela Gencitabina.

1º	2º
Pemetrexede	Gencitabina

Gencitabina e Pralatrexate

Os medicamentos desse protocolo não apresentam interação medicamentosa grave,[17,69] não havendo informações sobre a compatibilidade físico-química para infusão em Y.[17] Ambos possuem ação ciclo específica[43,44] e não apresentam relatos de ação prejudicial sobre o leito vascular.[22]

92 • Capítulo 2

Estudo em cultura de células encontrou maior eficácia para a sequência Pralatrexate seguido pela Gencitabina.[290] Não foram encontrados estudos com mais evidências a respeito do tema. Com base no estudo encontrado, ressaltando a fragilidade de não haver mais estudos, considera-se mais adequado que a infusão se inicie pelo Pralatrexate, seguido pela Gencitabina.

1º	2º
Pralatrexate*	Gencitabina

Aconselha-se a lavagem do equipamento de infusão com solução compatível antes da administração da Gencitabina.

Gencitabina e Trastuzumabe

Os medicamentos desse protocolo não apresentam interação medicamentosa grave,[17,69] não havendo informações sobre a compatibilidade físico-química para infusão em Y.[42] O Trastuzumabe é um anticorpo monoclonal,[17] não havendo informações disponíveis sobre lesão tecidual.[22] A Gencitabina possui ação ciclo específica,[43,44] sendo considerada um medicamento neutro, ou seja, sem efeito prejudicial aos tecidos ou vasos.[22]

Estudo farmacocinético demonstrou que para a administração sequencial da Gencitabina seguida pelo Trastuzumabe, com um dia de intervalo, não provoca alteração dos parâmetros farmacocinéticos dos medicamentos.[291] Não foram encontrados estudos avaliando a infusão desses medicamentos com diferença de tempo menor. Estudo em cultura de células demonstrou que a exposição inicial à Gencitabina (em conjunto com a Fluoruracila), seguida pela exposição ao Trastuzumabe, foi mais efetiva do que a ordem inversa ou a exposição simultânea aos medicamentos.[270] Diante do exposto, ressaltando a fragilidade dos mesmos, considera-se mais adequado que a infusão se inicie pela Gencitabina, seguida pelo Trastuzumabe.

1º	2º
Gencitabina*	Trastuzumabe

Aconselha-se a lavagem do equipamento de infusão com solução compatível antes da administração do Trastuzumabe.

Gencitabina e Vinorelbina

Esses medicamentos não apresentam nenhuma interação medicamentosa grave.[17,41] Com relação à estabilidade físico-química para a infusão em dispositivos de infusão múltipla via (Y), a Gencitabina é considerada compatível com a Vinorelbina.[42] A Gencitabina e a Vinorelbina são medicamentos que atuam em fases específicas do ciclo celular,[43,44] e a Vinorelbina possui característica de vesicante tecidual e do endotélio vascular.[22]

Não há um consenso na literatura a respeito da melhor ordem de infusão para esse protocolo, como pode ser evidenciado pela existência de estudos que empregam diferentes ordens de infusão.[292,293] Contudo, a administração da Gencitabina antes da Vinorelbina pode apresentar antagonismos, com perda do efeito clínico,[294] pois nessa ordem de infusão ocorre uma diminuição da área sobre a curva da Gencitabina, o que pode ajudar a explicar, pelo menos em parte, uma possível diminuição do seu efeito.[295] Esses achados parecem dar mais suporte à infusão da Vinorelbina antes da Gencitabina, o que permite que o medicamento vesicante seja administrado primeiro, trazendo mais segurança, em potencial, para a administração.

1º	2º
Vinorelbina	Gencitabina

Ifosfamida e Mesna

Os medicamentos Ifosfamida e Mesna podem ser utilizados sozinhos ou como parte de diversos protocolos. Não existe interação medicamentosa grave entre esses fármacos,[17,41] com compatibilidade físico-química para a administração em dispositivos de infusão múltipla via (Y) e para a manipulação na mesma bolsa, sem alteração significativa do perfil farmacocinético, mas com modificação no tempo de estabilidade após a manipulação na mesma bolsa.[42] A Ifosfamida é considerada um medicamento com ação não específica no ciclo celular[43,44] e com ação irritante do endotélio vascular e tecidos.[22]

A Mesna não possui ação antineoplásica, pois trata-se de uma molécula rica em enxofre que inativa compostos tóxicos à bexiga, como a acroleína. Em razão de sua meia-vida mais curta do que a dos principais medicamentos que possuem acroleína como resultado do metabolismo hepático, como a Ifosfamida e a Ciclofosfamida, sua administração deve ser adequada ao esquema terapêutico com o objetivo de evitar toxicidade ao trato urinário. Do ponto de vista cinético, a infusão contínua da Mesna apresenta melhor perfil de segurança, quando comparado com a administração intermitente. Contudo, essa modalidade de administração necessita de mais cuidados e tem custo mais elevado. Por isso, muitos serviços empregam administrações intermitentes, com intervalo entre as infusões de acordo com protocolos de cada instituição. A última dose da Mesna pode ser administrada por via oral, mas, nesse caso, é necessário realizar o ajuste de dose, uma vez que a biodisponibilidade da Mesna administrada por via oral é em torno de 50% (podendo variar de 45 a 79%).[17,43,44]

Embora não haja uma regra fixa, e o mesmo serviço de cuidado oncológico possa adotar mais de um protocolo, uma das formas mais usuais é a administração de três doses da Mesna intermitente EV (indica-se ao menos três doses em razão da meia-vida da Mesna, mais curta que a da Ifosfamida). A infusão da Mesna (mínimo de 60%, e de preferência 100% da dose da Ifosfamida)[296] pode ser fracionada em três administrações de 50%, 25% e 25% da dose total, nessa ordem. Indica-se que a primeira dose seja sempre administrada em conjunto, ou ao início, da Ifosfamida. As outras doses podem ser administradas em três e seis horas, ou em quatro e oito horas, após o início da administração da Ifosfamida. Caso seja prescrita a administração da Mesna por via oral, deve-se recalcular a dose levando em consideração uma biodisponibilidade de cerca de 50%.

1º Ifosfamida + Mesna	2º Mesna	3º Mesna*

Mesna: 50% da dose na primeira administração e 25% nas administrações seguintes.

*Se via oral, recalcular a dose, levando em consideração a menor biodisponibilidade por essa via.

Ifosfamida e Paclitaxel

Os medicamentos desse protocolo não apresentam interação medicamentosa grave,[69] apresentando compatibilidade físico-química para administração em dispositivos de infusão múltipla via (Y).[42] O Paclitaxel possui ação ciclo específica, ao passo que a Ifosfamida possui ação ciclo não específica.[11,43] A Ifosfamida apresenta potencial irritante, e o Paclitaxel, potencial vesicante do leito vascular.[22,43,44]

Experimento *in vitro* apresentou maior sinergismo com a infusão inicial do Paclitaxel,[297] e ensaios clínicos empregando essa ordem de infusão apresentaram resultados satisfatórios,[298] mesmo com emprego de altas doses (e com administração em dias sequenciais).[299] Contudo, é importante considerar que a infusão do Paclitaxel seguida pela Ciclofosfamida (medicamento da mesma classe da Ifosfamida) pode resultar em intensa citopenia,[103,146,147] mas não foram encontrados estudos com esse delineamento empregando a Ifosfamida e o Paclitaxel. Embora toda extrapolação não seja segura, um ensaio clínico que realizou a infusão inicial da Ifosfamida (seguida pelo

Paclitaxel) relatou a ocorrência de mielossupressão,[193] que pode representar um sinal de toxicidade hematológica dependente da ordem de infusão. Contudo, ressalta-se que o referido ensaio clínico não comparou de modo sistemático a ordem de infusão desses medicamentos e os seus efeitos sobre as células hematopoiéticas.

Apesar das limitações das evidências encontradas, o relato de mileossupressão[193] e a interação existente com a administração do Paclitaxel seguido pela Ciclofosfamida[103,146,147] direcionam alguns autores a recomendar que a infusão do presente esquema se inicie pela Ifosfamida.[88] Essa ordem de infusão, iniciando com a Ifosfamida, foi utilizada para a determinação da dose máxima do protocolo, com resultados considerados satisfatórios por alguns autores.[299,300] Desse modo, apesar das fragilidades dos estudos disponíveis, parece ser mais seguro, mesmo em doses elevadas, que a infusão se inicie pela Ifosfamida, sendo seguida pelo Paclitaxel.

1º	2º
Ifosfamida	Paclitaxel

Ifosfamida e Vinorelbina

Não existe interação medicamentosa entre esses fármacos,[17,41] com compatibilidade físico-química para administração em dispositivos de infusão múltipla via (Y).[42] A Ifosfamida é considerada ciclo não específica, enquanto a Vinorelbina é ciclo específica.[43,44] A Vinorelbina apresenta ação vesicante, e a Ifosfamida, ação irritante do endotélio vascular e dos tecidos.[22]

Não foram encontrados estudos comparando diferentes ordens para esse protocolo. Contudo, a administração da Vinorelbina após a Ifosfamida é considerada segura, embora apresente depuração mais rápida do que ao ser administrada de modo isolado.[301] Para esse efeito, ressalta-se que independentemente da ordem de infusão é muito aconselhado que o paciente seja submetido a um protocolo de hidratação, que, em consequência, irá aumentar a velocidade de depuração.[17,44]

A Vinorelbina é metabolizada no fígado, pelo citocromo P450, subfamília CYP3A4, enquanto a Ifosfamida é metabolizada pelo citocromo P450 3A e subfamílias CYP2B1 e CYP2B6. Embora sejam subfamílias diferentes, pode haver competição cruzada pelo metabolismo. Por isso, e em decorrência da falta de evidências científicas que sustentem qualquer ordem específica, pode-se extrapolar a discussão e os achados para o protocolo Ciclofosfamida e Vincristina (protocolo

96 • Capítulo 2

Ciclofosfamida, Dactinomicina e Vincristina), em que parece haver vantagem com a infusão inicial da classe dos alcaloides da Vinca,[137] ou seja, assumir que a infusão inicial da Vinorelbina, seguida da Ifosfamida (e Mesna, quando prescrita), seja a mais adequada. Essa ordem, na teoria, permite uma possível potencialização do efeito terapêutico e da segurança da Vinorelbina, que terá o seu metabolismo inicial não prejudicado, além de uma ativação mais lenta da Ifosfamida. Tal ordem de infusão permite ainda que o medicamento ciclo específico e vesicante seja administrado primeiro, com possível ganho terapêutico e de segurança da administração.

1º	2º
Vinorelbina	Ifosfamida*

*Dependendo da dose da Ifosfamida, pode ser necessária a infusão da Mesna. Para mais detalhes, consultar o esquema Ifosfamida e Mesna.

Irinotecano e Oxaliplatina (IROX)

Nenhuma interação medicamentosa grave é relatada na utilização desses medicamentos.[17,41] Os medicamentos possuem compatibilidade físico-química entre si para administração em dispositivos de infusão múltipla via (Y).[42] O Irinotecano é um medicamento ciclo específico, enquanto a Oxaliplatina é não específica,[43,44] e ambos possuem características de irritação tecidual e do endotélio vascular.[22]

Estudo *in vitro* encontrou maior sinergismo desse protocolo quando as células foram expostas primeiro ao Irinotecano e depois à Oxaliplatina.[302] Enquanto um ensaio clínico não encontrou diferença na segurança do protocolo, independentemente da ordem de infusão[303], outros autores indicam haver um aumento dos efeitos colaterais colinérgicos do Irinotecano quando ele é administrado após a Oxaliplatina.[14,304] Assim, sugere-se iniciar a infusão com o Irinotecano, seguido pela Oxaliplatina, o que possibilita também que a infusão se inicie pelo medicamento ciclo específico.

1º	2º
Irinotecano	Oxaliplatina

Irinotecano e Paclitaxel

Os medicamentos desse protocolo não apresentam interação medicamentosa grave.[69] Não foram encontradas evidências que tenham testado a compatibilidade físico-química para administração em dispositivos de infusão múltipla via (Y) desses medicamentos.[42]

Ambos possuem ação ciclo específica.[11,43] O Irinotecano tem ação irritante, e o Paclitaxel, potencial vesicante.[22,43,44]

As evidências a respeito da interação entres esses medicamentos ainda não apresentam uma conclusão clara. Enquanto Murren *et al.* em estudo de fase I não encontraram alterações significativas na farmacocinética ou nas implicações clínicas com alteração da ordem de infusão,[305] outros autores relataram alteração da farmacocinética.[306,307] No estudo de Hotta *et al.*, a infusão posterior do Paclitaxel se associou ao aumento da área sobre a curva do Irinotecano, que, por sua vez, se associou à hepatotoxicidade em pacientes com câncer de pulmão.[307] Apesar das evidências disponíveis não serem consensuais, parece ser mais adequado sugerir que a infusão se inicie pelo Paclitaxel, seguido pelo Irinotecano.

1º	2º
Paclitaxel*	Irinotecano

*Uma vez que não é possível afirmar a compatibilidade em Y para a infusão dos referidos medicamentos, recomenda-se a limpeza do equipo de infusão com solução compatível antes da infusão do Irinotecano.

Irinotecano e Raltitrexato

Os medicamentos desse protocolo não apresentam interação medicamentosa grave,[17,69] não havendo informações sobre a compatibilidade físico-química para a infusão em Y.[42,17] Ambos possuem ação ciclo específica.[43,44] O Irinotecano possui ação irritante sobre o leito vascular.[22]

Estudo em cultura de células encontrou maior sinergismo com a exposição inicial ao Irinotecano e, em seguida, ao Raltitrexato.[201,308] Não foram encontrados ensaios clínicos comparando essas diferentes ordens de infusão, mas sim adotando o recomendado pelo estudo *in vitro*.[309–311] Há também o relato de que a infusão do Irinotecano por uma hora melhora a tolerabilidade do tratamento,[310] bem como a realização de um intervalo de uma hora entre a administração dos medicamentos[310] visando a um possível benefício teórico,[308,310] mas sem a avaliação do resultado dessas medidas. Diante das evidências, parece adequado a recomendação da sequência Irinotecano e Raltitrexato, com a possibilidade infusão de uma hora do Irinotecano.

1º	2º
Irinotecano*	Raltitrexato

*Aconselha-se a lavagem do equipamento de infusão com solução compatível antes da administração do Raltitrexato.

Metotrexato e Paclitaxel

Os medicamentos desse protocolo não apresentam interação medicamentosa grave,[69] com compatibilidade físico-química para a infusão em dispositivos de dupla via (Y).[42] Ambos possuem ação ciclo específica[43,44] e o Paclitaxel possui ação vesicante e o Metotrexato não apresenta ação significativa sobre o leito vascular.[22]

Estudos *in vitro* demonstram sinergismo dessa combinação quando o Metotrexato é infundido antes do Paclitaxel, e antagonismos quando é realizada a ordem inversa ou mesmo a administração conjunta dos mesmos.[50,312] A administração nessa ordem, *in vivo*, aparentemente não provoca alterações farmacocinéticas significativas no perfil do Paclitaxel.[313] Tanto nos testes *in vitro*[50,312] como *in vivo*,[313] o intervalo entre as administrações foi de 24 horas, o que indica que para um melhor resultado pode ser necessário um intervalo entre as administrações. Isso pode acarretar problemas logísticos para diversos serviços, devendo esta ser uma questão para ser analisada caso a caso, de acordo com o protocolo em uso. Considerando a fragilidade dos estudos disponíveis, independentemente da realização de um intervalo longo entre a administração desses medicamentos, parece mais adequado que a infusão se inicie pelo Metotrexato e seja seguido pelo Paclitaxel.

1º	2º
Metotrexato	Paclitaxel

Oxaliplatina e Paclitaxel

Os medicamentos desse protocolo não apresentam interação medicamentosa grave,[69] com compatibilidade físico-química para infusão em dispositivos de dupla via (Y).[42] O Paclitaxel possui ação ciclo específica, enquanto a Oxaliplatina tem ação não específica.[43,44] O Paclitaxel possui ação vesicante, e a Oxaliplatina, ação irritante sobre o leito vascular.[22]

A infusão inicial da Oxaliplatina altera os parâmetros farmacocinéticos do Paclitaxel em modelo animal, ratos,[48] achado esse corroborado em ensaio clínico de fase I.[314] Com base nesses achados, a infusão iniciada pelo Paclitaxel é empregada em ensaios clínicos,[315,316] mas sem que haja uma randomização com a ordem inversa a fim de possibilitar uma avaliação mais adequada dos impactos provenientes da ordem de infusão. Desse modo, sugere-se que a infusão comece pelo Paclitaxel, e a Oxaliplatina seja infundida por último, podendo ser excretada sem interferir de modo significativo na ação do Paclitaxel.

1º	2º
Paclitaxel	Oxaliplatina

Oxaliplatina e Raltitrexato

Nenhuma interação medicamentosa grave é relatada na utilização desses medicamentos.[17,41] Eles não tiveram sua compatibilidade para a administração em dispositivos de infusão múltipla via (Y) testada, portanto, considera-se mais seguro interpretar como uma incompatibilidade em potencial.[42] O Raltitrexato é um medicamento ciclo específico, enquanto a Oxaliplatina é não específica.[43,44] A Oxaliplatina possui a característica de irritação tecidual e do endotélio vascular.[22] O Raltitrexato possui metabolismo intracelular e, sobretudo, excreção renal. A Oxaliplatina possui metabolismo plasmático e no citocromo P450, e principalmente excreção renal.[17]

Não foram encontrados estudos comparando a sequência de infusão para o presente protocolo. Avaliando o que ocorre com outro protocolo de antimetabólitos (mesma classe do Raltitrexato), a Gencitabina e a Oxaliplatina,[283] a administração inicial da Oxaliplatina interfere nos parâmetros farmacocinéticos da Gencitabina. Não havendo estudos a respeito, é possível imaginar que o mesmo possa ocorrer com o Raltitrexato. Embora a possível interferência farmacocinética seja uma abstração teórica, diversos estudos envolvendo esse protocolo relatam bons resultados ao realizar a infusão do Raltitrexato seguido da Oxaliplatina,[317–320] o que permite maior segurança na indicação dessa sequência. A infusão nessa ordem permite que o medicamento ciclo específico (Raltitrexato) seja administrado primeiro, com possível otimização terapêutica. Além disso, é imprescindível a limpeza do sistema de infusão entre esses medicamentos.

1º	2º
Raltitrexato*	Oxaliplatina

*Aconselha-se a lavagem do equipamento de infusão com solução compatível antes da administração da Oxaliplatina.

Paclitaxel e Pamidronato

Os medicamentos desse protocolo não apresentam interação medicamentosa grave,[17,69] não havendo informações sobre a compati-

100 • Capítulo 2

bilidade físico-química para a infusão em Y.[42] O Paclitaxel possui ação ciclo específica[43,44] e ação vesicante tecidual e do endotélio vascular.[22].

Não foram encontrados estudos avaliando a possível interação da ordem de infusão com o efeito desses medicamentos. Contudo, conforme proposto por Silva *et al.*,[56] a administração do Pamidronato antes do Paclitaxel pode provocar alterações renais, além do risco de outras complicações.[17,56] Considerando ainda a necessidade de priorizar o tratamento com o Paclitaxel, bem como sua possível ação vesicante, considera-se mais adequado que a infusão do Paclitaxel inicie o esquema, sendo seguida pelo Pamidronato.

1°	2°
Paclitaxel*	Pamidronato

*Aconselha-se a lavagem do equipamento de infusão com solução compatível antes da administração do Pamidronato.

Paclitaxel e Pemetrexede

Os medicamentos desse protocolo não apresentam interação medicamentosa grave,[69] com compatibilidade físico-química entre esses medicamentos para infusão em Y.[42] Ambos possuem ação ciclo específica,[43,44] e o Paclitaxel possui ação vesicante e o Pemetrexede não apresenta ação significativa sobre o leito vascular.[22]

Estudo *in vitro* demonstrou ação sinérgica do protocolo quando o Pemetrexede foi incubado antes do Paclitaxel.[276] Essa ordem de infusão é empregada em ensaio clínico, mas sem a adequada comparação com a ordem inversa.[321] Diante da evidência disponível, a infusão do Pemetrexede antes do Paclitaxel parece ser a ordem mais racional.

1°	2°
Pemetrexede	Paclitaxel

Paclitaxel e Ramucirumabe

Os medicamentos desse protocolo não apresentam interação medicamentosa grave,[17,69] não havendo informações disponíveis sobre a compatibilidade físico-química para a administração em dispositivos de infusão múltipla via (Y), com a recomendação da administração exclusiva do Ramucirumabe (Cyranza®), ou seja, não realizar administração em Y de outros medicamentos ou eletrólitos.[17,42] O Paclitaxel apresenta ação ciclo específica[11,43] e vesicante tecidual e do endotélio vascular.[22] O Ramucirumabe é um anticorpo monoclonal,[17] não havendo informações disponíveis sobre lesão tecidual.[22]

A administração do Paclitaxel no mesmo dia que o Ramucirumabe parece não interferir nos parâmetros farmacocinéticos, resultando em uma terapia considerada segura.[322-324] Uma vez que não foram encontrados estudos comparando o resultado das diferentes ordens de infusão, considera-se mais adequado o seguimento da sequência descrita por Camidge et al.,[324] na qual a infusão se inicia pelo Ramucirumabe, seguido pelo Paclitaxel.

1º	2º
Ramucirumabe*	Paclitaxel

*Recomenda-se a lavagem do equipo com 100 mL de solução compatível antes e após a infusão do Ramucirumabe.

Paclitaxel e Trastuzumabe

O Paclitaxel pode ocasionar a diminuição do *clearance* do Trastuzumabe, provocando aumento da concentração sérica.[17,41] Esses medicamentos apresentam estabilidade físico-química para a infusão em dispositivos de infusão múltipla via (Y).[42] O Paclitaxel é um medicamento ciclo específico, já o Trastuzumabe é um anticorpo monoclonal.[11,43,44] O Paclitaxel possui característica vesicante tecidual e do endotélio vascular.[22]

De maneira geral, os esquemas que utilizam anticorpos monoclonais dão preferência para a infusão inicial desses medicamentos, uma vez que teoricamente pode haver ganho terapêutico.[14,43,44] Esse efeito foi observado em células de câncer de mama, com benefícios para a infusão inicial do Trastuzumabe.[325] A administração do Trastuzumabe antes do Paclitaxel não altera de modo significativo a farmacocinética do Paclitaxel, e nem a concentração plasmática do Trastuzumabe.[326] Com base nessas informações, considera-se mais adequado[14,56] que a infusão se inicie pelo Trastuzumabe, tanto pela não interferência em parâmetros farmacocinéticos,[326] como pelo sinergismo em cultura de células.[325]

1º	2º
Trastuzumabe*	Paclitaxel

*Aconselha-se a lavagem do equipamento de infusão com solução compatível antes da administração do Paclitaxel.

Pertuzumabe e Trastuzumabe

Os medicamentos desse protocolo não apresentam interação medicamentosa grave,[17,69] não havendo informações sobre a compa-

102 • Capítulo 2

tibilidade físico-química para infusão em Y,[42] embora seja relatada a administração conjunta desses medicamentos manipulados na mesma bolsa.[327] Ambos são anticorpos monoclonais[17] e não há relatos de ação sobre o tecido ou no endotélio vascular.[22]

A utilização dos dois medicamentos em conjunto apresenta um importante sinergismo.[328-330] Estudo clínico evidenciou que a infusão inicial do Pertuzumabe não provocou alterações nos parâmetros farmacocinéticos do Trastuzumabe.[331] Não foram encontrados estudos investigando a influência da ordem de infusão de modo comparativo, mas com base nos estudos disponíveis alguns autores consideram não haver diferença na segurança ou no efeito em razão da alteração da ordem de infusão nesse protocolo.[56] Uma vez que ambos são anticorpos monoclonais e sem ação prejudicial sobre os vasos e tecidos, considera-se adequada a infusão do Pertuzumabe seguido pelo Trastuzumabe, com lavagem do equipamento de infusão com solução compatível antes da administração do Trastuzumabe, em razão da não alteração do perfil farmacocinético dos mesmos,[331] mas caso exista consenso entre a equipe oncológica, não se descarta a infusão conjunta dos mesmos, assim como descrito por Andersson et al.,[327] o que pode facilitar a dinâmica de atendimento.

1º	2º
Pertuzumabe*	Trastuzumabe

*Aconselha-se a lavagem do equipamento de infusão com solução compatível antes da administração do Trastuzumabe.

3

Informações Complementares sobre Medicamentos Antineoplásicos

Renne Rodrigues
Fabiana Sayuri Takahashi Rodrigues
Bruno Machado Cunha
Eduardo Hideki Takahashi

O presente capítulo visa agrupar algumas informações complementares sobre medicamentos antineoplásicos, objetivando a consulta de modo prático e rápido. Por isso, seguem quadros com os principais protocolos de tratamento antineoplásico conhecidos por acrônimos e respectivos medicamentos (Quadro 3.1), os medicamentos constantes no presente livro e algumas informações gerais sobre os mesmos, ordenados tanto pela Denominação Comum Brasileira – DCB (Quadro 3.2) como pelo nome do medicamento de referência (Quadro 3.3), e, por fim, um quadro com a compatibilidade para infusão em dispositivos de múltipla via (Y) desses medicamentos (Quadro 3.4).

104 • Capítulo 3

Quadro 3.1 – Lista dos acrônimos ou abreviações dos protocolos abordados no presente livro e os respectivos medicamentos	
Sigla	**Medicamentos envolvidos**
ABVD	Bleomicina, Dacarbazina, Doxorrubicina e Vimblastina
AC	Ciclofosfamida e Doxorrubicina
AC-T/ACT	Ciclofosfamida, Doxorrubicina e Paclitaxel
Al-Sarraf	Cisplatina e Fluoruracila
BEP	Bleomicina, Cisplatina e Etoposídeo
Beva + FOLFIRI	Ácido Folínico, Bevacizumabe, Fluoruracila e Irinotecano
Beva + FOLFOX	Ácido Folínico, Bevacizumabe, Fluoruracila e Oxaliplatina
B-FOL	Ácido Folínico, Fluoruracila e Oxaliplatina
BOMP	Bleomicina, Cisplatina, Mitomicina e Vincristina
CAE	Ciclofosfamida, Doxorrubicina e Etoposídeo
CAF	Ciclofosfamida, Doxorrubicina e Fluoruracila
CAP	Ciclofosfamida, Cisplatina e Doxorrubicina
CBDT	Carmustina, Cisplatina e Dacarbazina
CHOP	Ciclofosfamida, Doxorrubicina, Prednisona e Vincristina
CMF	Ciclofosfamida, Fluoruracila e Metotrexato
COP	Ciclofosfamida, Prednisona e Vincristina
CVD	Cisplatina, Dacarbazina e Vimblastina
CVP	Ciclofosfamida, Prednisona e Vincristina
Dartmouth	Carmustina, Cisplatina e Dacarbazina
DCF	Cisplatina, Docetaxel e Fluoruracila
DTPACE	Ciclofosfamida, Cisplatina, Dexametasona, Doxorrubicina, Etoposídeo e Talidomida
ELF	Ácido Folínico, Etoposídeo e Fluoruracila

Continua

Continuação.

Sigla	Medicamentos envolvidos
Quadro 3.1 – Lista dos acrônimos ou abreviações dos protocolos abordados no presente livro e os respectivos medicamentos	
FAC	Ciclofosfamida, Doxorrubicina e Fluoruracila
FAM/FAM-2	Citarabina, Fludarabina e Mitoxantrona
FAM/iFAM	Doxorrubicina, Fluoruracila e Mitomicina
FLOT	Ácido Folínico, Docetaxel, Fluoruracila e Oxaliplatina
FLOX	Ácido Folínico, Fluoruracila e Oxaliplatina
FOLFIRI	Ácido Folínico, Fluoruracila e Irinotecano
FOLFOX	Ácido Folínico, Fluoruracila e Oxaliplatina
FOLFOXIRI	Ácido Folínico, Fluoruracila, Irinotecano e Oxaliplatina
ICE	Carboplatina, Etoposídeo e Ifosfamida
IFL	Ácido Folínico, Fluoruracila e Irinotecano
IROX	Irinotecano e Oxaliplatina
MVAC	Cisplatina, Doxorrubicina, Metotrexato e Vimblastina
R-ABVD	Bleomicina, Dacarbazina, Doxorrubicina, Rituximabe e Vimblastina
R-CHOP	Ciclofosfamida, Doxorrubicina, Prednisona, Rituximabe e Vincristina
R-COP	Ciclofosfamida, Prednisona, Rituximabe e Vincristina
R-CVP	Ciclofosfamida, Prednisona, Rituximabe e Vincristina
TAC	Ciclofosfamida, Docetaxel e Doxorrubicina
TIP	Cisplatina, Ifosfamida, Mesna e Paclitaxel
VAC com Dactinomicina	Ciclofosfamida, Dactinomicina e Vincristina
VAC com Doxorrubicina	Ciclofosfamida, Doxorrubicina e Vincristina
VAD	Dexametasona, Doxorrubicina e Vincristina

Quadro 3.2 – Lista dos medicamentos antineoplásicos abordados no presente livro, ordenados de acordo com a Denominação Comum Brasileira (DCB), e informações relacionadas com lesão tecidual, modo de atuação e nomenclatura

DCB	Medicamento de referência (Laboratório)	Abreviação	Lesão tecidual	Ciclo celular[11,17,43,44]
Ácido Folínico (Folinato de Cálcio)	Legifol CS® (Pfizer)	LV (Leucovorin)	Não vesicante[22]	Não se aplica
Ácido Zoledrônico	Aclasta® (Novartis)			Não se aplica
Atezolizumabe	Tecentriq® (Roche)			Anticorpo monoclonal
Bevacizumabe	Avastin® (Roche)	BEVA	Neutro[24]	Anticorpo monoclonal
Bleomicina	Blenoxane® (Bristol-Myers-Squibb)	BLM	Não vesicante[22]	Fase S
Bortezomibe	Velcade® (Takeda)	LDP-341	Não vesicante com possível ação irritante[24,25]	Inibidor de proteossoma
Carboplatina	Paraplatin® (Bristol-Myers-Squibb)	CBP	Irritante[22]	Não específico
Carmustina	Bicnu® (Bristol-Myers-Squibb)	BCNU	Irritante[22]	Não específico
Cetuximabe	Erbitux® (Bristol-Myers-Squibb)	CETUX	Neutro[24]	Anticorpo monoclonal
Ciclofosfamida	Genuxal® (Baxter Oncology)	CTX	Não vesicante[22]	Não específico
Cisplatina	Platiran® (Bristol-Myers-Squibb)	CDDP	Irritante[22]	Não específico
Citarabina	Aracytin CS® (Pfizer)	ara-C	Não vesicante[22]	Fase G1 e S
Dacarbazina	DTIC® (UCB Biopharma)	DTIC	Irritante[22]	Não específico
Dactinomicina	Cosmegen® (Bristol-Myers-Squibb)	Act D	Vesicante[22]	Não específico
Daunorrubicina	Daunoblastina® (Pfizer)	DNR ou DNM	Vesicante[22]	Não específico
Docetaxel	Taxotere® (Sanofi-Aventis)		Vesicante[22]	Fase M
Doxorrubicina	Adriblastina® (Pfizer)	ADM, ADR ou DXR	Vesicante[22]	Não específico
Epirrubicina	Farmorrubicina® (Pfizer)	EPI	Vesicante[22]	Não específico
Etoposídeo	Vepesid® (Bristol-Myers-Squibb)	VP16	Irritante[22]	Fase G2
Fludarabina	Fludara® (Schering)		Não vesicante[22]	Fase S
Fluoruracila	Fluoro-Uracil® (ICN)	5FU ou 5-FU	Irritante[22]	Fase S

Continua

Continuação

Quadro 3.2 – Lista dos medicamentos antineoplásicos abordados no presente livro, ordenados de acordo com a Denominação Comum Brasileira (DCB), e informações relacionadas com lesão tecidual, modo de atuação e nomenclatura

DCB	Medicamento de referência (Laboratório)	Abreviação	Lesão tecidual	Ciclo celular[1,17,43,44]
Gencitabina	Genzar® (Eli Lilly)	GEM	Não vesicante[22]	Fase S
Ifosfamida	Holoxane® (Baxter)	IFF, IFO ou IFX	Irritante[22]	Não específico
Irinotecano	Camptosar® (Pfizer)		Irritante[22]	Fase S
Melfalana	Alkeran® (GlaxoSmithKline)		Irritante[22]	Não específico
Mesna	Mitexan® (Baxter)		Não vesicante[22]	Não se aplica
Metotrexato	Miantres® (Pfizer)	MTX	Não vesicante[22]	Fase S
Mitomicina	Mitomicin® (Bristol-Myers-Squibb)	MMC	Vesicante[22]	Não específico
Mitoxantrona	Misostrol® (Zodiac)	MIT ou DHAD	Vesicante[22]	Não específico
Oxaliplatina	Eloxatin® (Sanofi-Aventis)	OXA	Irritante[22]	Não específico
Paclitaxel	Taxol® (Bristol-Myers-Squibb)	Taxol	Vesicante[22]	Fase M
Pamidronato	Aredia® (Novartis)			Não se aplica
Pemetrexede	Alimta® (Eli Lilly)		Não vesicante[22]	Fase S
Pertuzumabe	Perjeta® (Roche)			Anticorpo monoclonal
Ramucirumabe	Cyranza® (Lilly)			Anticorpo monoclonal
Raltitrexede	Tomudex® (AstraZeneca)	TDX	Não vesicante[22]	Fase S
Rituximabe	MabThera® (Roche)			Anticorpo monoclonal
Teniposídeo	Vumon® (Bristol-Myers-Squibb)	VM26	Irritante[22]	Fase G2 e S
Topotecano	Hycamtin® (Smithkline Beecham)		Irritante[22]	Fase S
Trastuzumabe	Herceptin® (Roche)			Anticorpo monoclonal
Vimblastina	Velban® (Eli Lilly)	VLB	Vesicante[22]	Fase M e S
Vincristina	Oncovin® (Eli Lilly)	VCR	Vesicante[22]	Fase M e S
Vinorelbina	Navelbine® (Asta Médica)	VRB	Vesicante[22]	Fase M e S

108 • Capítulo 3

Quadro 3.3 – Lista dos medicamentos antineoplásicos abordados no presente livro, ordenados de acordo com a nomenclatura do medicamento de referência, e informações relacionadas com lesão tecidual, modo de atuação e nomenclatura

Medicamento referência (Laboratório)	DCB	Abreviação	Lesão tecidual	Ciclo celular[11,17,43,44]
Aclasta® (Novartis)	Ácido Zoledrônico			Não se aplica
Adriblastina® (Pfizer)	Doxorrubicina	ADM, ADR ou DXR	Vesicante[22]	Não específico
Alimta® (Eli Lilly)	Pemetrexede		Não vesicante[22]	Fase S
Alkeran® (GlaxoSmithKline)	Melfalana		Irritante[22]	Não específico
Aracytin CS® (Pfizer)	Citarabina	ara-C	Não vesicante[22]	Fase G1 e S
Aredia® (Novartis)	Pamidronato			Não se aplica
Avastin® (Roche)	Bevacizumabe	BEVA	Neutro[24]	Anticorpo monoclonal
Bicnu® (Bristol-Myers-Squibb)	Carmustina	BCNU	Irritante[22]	Não específico
Blenoxane® (Bristol-Myers-Squibb)	Bleomicina	BLM	Não vesicante[22]	Fase S
Camptosar® (Pfizer)	Irinotecano		Irritante	Fase S
Cosmegen® (Bristol-Myers-Squibb)	Dactinomicina	Act D	Vesicante[22]	Não específico
Cyranza® (Lilly)	Ramucirumabe			Anticorpo monoclonal
Daunoblastina® (Pfizer)	Daunorrubicina	DNR ou DNM	Vesicante[22]	Não específico
DTIC® (UCB Biopharma)	Dacarbazina	DTIC	Irritante[22]	Não específico
Eloxatin® (Sanofi-Aventis)	Oxaliplatina	OXA	Irritante[22]	Não específico
Erbitux® (Bristol-Myers-Squibb)	Cetuximabe	CETUX	Neutro[24]	Anticorpo monoclonal
Farmorrubicina® (Pfizer)	Epirrubicina	EPI	Vesicante[22]	Não específico
Fludara® (Schering)	Fludarabina		Não vesicante[22]	Fase S
Fluoro-Uracil® (ICN)	Fluoruracila	5FU ou 5-FU	Irritante[22]	Fase S
Genuxal® (Baxter Oncology)	Ciclofosfamida	CTX	Não vesicante[22]	Não específico
Genzar® (Eli Lilly)	Gencitabina	GEM	Não vesicante[22]	Fase S
Herceptin® (Roche)	Trastuzumabe			Anticorpo monoclonal
Holoxane® (Baxter)	Ifosfamida	IFF, IFO ou IFX	Irritante[22]	Não específico

Continua

Continuação

Quadro 3.3 – Lista dos medicamentos antineoplásicos abordados no presente livro, ordenados de acordo com a nomenclatura do medicamento de referência, e informações relacionadas com lesão tecidual, modo de atuação e nomenclatura

Medicamento referência (Laboratório)	DCB	Abreviação	Lesão tecidual	Ciclo celular[11,17,43,44]
Hycamtin® (Smithkline Beecham)	Topotecano		Irritante[22]	Fase S
Legifol CS® (Pfizer)	Ácido folínico (folinato de cálcio)	LV (Leucovorin)	Não vesicante[22]	Não se aplica
MabThera® (Roche)	Rituximabe			Anticorpo monoclonal
Miantres® (Pfizer)	Metotrexato	MTX	Não vesicante[22]	Fase S
Misostrol® (Zodiac)	Mitoxantrona	MIT ou DHAD	Vesicante[22]	Não específico
Mitexan® (Baxter)	Mesna		Não vesicante[22]	Não se aplica
Mitomicin® (Bristol-Myers-Squibb)	Mitomicina	MMC	Vesicante[22]	Não específico
Navelbine® (Asta Médica)	Vinorelbina	VRB	Vesicante[22]	Fase M e S
Oncovin® (Eli Lilly)	Vincristina	VCR	Vesicante[22]	Fase M e S
Paraplatin® (Bristol-Myers-Squibb)	Carboplatina	CBP	Irritante[22]	Não específico
Perjeta® (Roche)	Pertuzumabe			Anticorpo monoclonal
Platiran® (Bristol-Myers-Squibb)	Cisplatina	CDDP	Irritante[22]	Não específico
Taxol® (Bristol-Myers-Squibb)	Paclitaxel	Taxol	Vesicante[22]	Fase M
Taxotere® (Sanofi-Aventis)	Docetaxel		Vesicante[22]	Fase M
Tecentriq® (Roche)	Atezolizumabe			Anticorpo monoclonal
Tomudex® (AstraZeneca)	Raltitrexede	TDX	Não vesicante[22]	Fase S
Velban® (Eli Lilly)	Vimblastina	VLB	Vesicante[22]	Fase M e S
Velcade® (Takeda)	Bortezomibe	LDP-341	Não vesicante com possível ação irritante[24,25]	Inibidor de proteossoma
Vepesid® (Bristol-Myers-Squibb)	Etoposídeo	VP16	Irritante[22]	Fase G2
Vumon® (Bristol-Myers-Squibb)	Teniposídeo	VM26	Irritante[22]	Fase G2 e S

DCB: Denominação Comum Brasileira.

Quadro 3.4 – Lista dos medicamentos antineoplásicos

	Ácido Folínico	Ácido Zoledrônico	Atezolizumabe	Bevacizumabe	Bleomicina	Bortezomibe	Carboplatina	Carmustina	Cetuximabe	Ciclofosfamida	Cisplatina	Citarabina	Dacarbazina	Dactinomicina	Daunorrubicina	Docetaxel	Doxorrubicina	Doxorrubicina lipossomal	Epirrubicina	Etoposídeo	Fludarabina
Ácido Folínico		NT	NT	NT	C	NT	I	C	NT	C	C	C	C	C	C	C	C	C	I	C	C
Ácido Zoledrônico	NT		NT	NT	C	NT	C	C	NT	C	C	C	C	C	C	C	C	C	C	C	C
Atezolizumabe	NT	NT		NT	NT	NT	NT	NT	NT	NT	NT	NT	NT	NT	NT	NT	NT	NT	NT	NT	NT
Bevacizumabe	NT	NT	NT		NT	NT	NT	NT	NT	NT	NT	NT	NT	NT	NT	NT	NT	NT	NT	NT	NT
Bleomicina	C	C	NT	NT		NT	C	C	NT	C	C	C	C	C	C	C	C	C	C	C	C
Bortezomibe	NT	NT	NT	NT	NT		NT	NT	NT	NT	NT	NT	NT	NT	NT	NT	NT	NT	NT	NT	NT
Carboplatina	I	C	NT	NT	C	NT		NT	NT	C	NT	C	C	NT	C	C	C	C	C	C	C
Carmustina	C	C	NT	NT	C	NT	NT		NT	C	C	C	C	C	C	C	C	NT	NT	C	C
Cetuximabe	NT	NT	NT	NT	NT	NT	NT	NT		NT	NT	NT	NT	NT	NT	NT	NT	NT	NT	NT	NT
Ciclofosfamida	C	C	NT	NT	C	NT	C	C	NT		C	C	C	C	C	C	C	C	C	C	C
Cisplatina	C	C	NT	NT	C	NT	NT	C	NT	C		C	C	C	C	C	C	C	C	C	C
Citarabina	C	C	NT	NT	C	NT	C	C	NT	C	C		C	NT	C	C	C	C	NT	C	C
Dacarbazina	C	C	NT	NT	C	NT	C	C	NT	C	C	C		C	C	C	C	C	C	C	C
Dactinomicina	C	C	NT	NT	C	NT	NT	NT	NT	C	C	NT	C		C	C	C	NT	NT	C	C
Daunorrubicina	C	C	NT	NT	C	NT	C	C	NT	C	C	C	C	C		C	NT	NT	NT	C	I
Docetaxel	C	C	NT	NT	C	NT	C	C	NT	C	C	C	C	C	C		C	I	C	C	C
Doxorrubicina	C	C	NT	NT	C	NT	C	C	NT	C	C	C	C	C	NT	C		NT	NT	C	C
Doxorrubicina lipossomal	C	C	NT	NT	C	NT	C	NT	NT	C	C	C	C	NT	NT	I	NT		NT	C	NT
Epirrubicina	I	C	NT	NT	C	NT	C	NT	NT	C	C	NT	C	NT	NT	C	NT	NT		C	NT
Etoposídeo	C	C	NT	NT	C	NT	C	C	NT	C	C	C	C	C	C	C	C	C	C		C
Fludarabina	C	C	NT	NT	C	NT	C	C	NT	C	C	C	C	C	I	C	C	NT	NT	C	
Fluoruracila	C	C	NT	NT	C	NT	C	C	NT	C	C	NT	C	NT	NT	C	V	C	I	NT	C
Gencitabina	C	C	NT	NT	C	NT	C	C	NT	C	C	C	C	C	C	C	C	I	C	C	C
Ifosfamida	C	C	NT	NT	C	NT	C	NT	NT	NT	C	C	C	C	C	C	C	C	C	C	C
Irinotecano	C	C	NT	NT	C	NT	C	C	NT	C	C	C	C	C	C	C	C	C	NT	C	NT
Mesna	C	C	NT	NT	C	NT	NT	NT	C	NT	C	I	C	V	C	C	C	C	C	C	C
Metotrexato	C	C	NT	NT	C	NT	C	C	NT	C	C	I	C	C	C	C	C	C	C	C	C
Mitomicina	C	C	NT	NT	C	NT	C	NT	NT	C	C	NT	I	C	C	I	C	NT	C	I	C
Mitoxantrona	C	C	NT	NT	C	NT	C	C	NT	C	C	C	C	C	I	C	NT	I	NT	C	C
Oxaliplatina	C	C	NT	NT	C	NT	C	NT	NT	C	C	C	C	C	C	C	C	C	C	C	C
Paclitaxel	C	C	NT	NT	C	NT	C	C	NT	C	C	C	C	C	C	NT	C	I	C	C	C
Pamidronato	I	NT	NT	NT	C	NT	C	NT	C	C	C	C	C	NT	NT	C	C	C	C	C	C
Pemetrexede	C	C	NT	NT	C	NT	C	C	NT	C	C	C	I	C	I	C	I	C	I	C	C
Pertuzumabe	NT	NT	NT	NT	NT	NT	NT	NT	NT	NT	NT	NT	NT	NT	NT	NT	NT	NT	NT	NT	NT
Raltitrexato	NT	NT	NT	NT	NT	NT	NT	NT	NT	NT	NT	NT	NT	NT	NT	NT	NT	NT	NT	NT	NT
Rituximabe	C	NT	NT	NT	C	NT	C	C	NT	C	C	NT	C	C	C	I	C	NT	NT	C	C
Teniposídeo	C	C	NT	NT	C	NT	C	C	NT	C	C	C	C	C	C	C	NT	C	C	C	C
Topotecano	C	C	NT	NT	C	NT	C	C	NT	C	C	NT	C	C	C	C	C	C	C	NT	NT
Trastuzumabe	C	NT	NT	NT	C	NT	C	C	NT	C	C	C	NT	C	C	C	C	C	NT	NT	I
Vimblastina	C	C	NT	NT	C	NT	C	C	NT	C	C	NT	C	C	C	C	C	C	C	C	C
Vincristina	C	C	NT	NT	C	NT	C	C	NT	C	C	C	C	C	C	C	C	C	C	C	C
Vinorelbina	C	C	NT	NT	C	NT	C	C	NT	C	C	C	C	C	C	C	C	C	C	C	C

C: Compatível
I: Incompatível
V: Variável
NT: Não testado/disponível

e sua compatibilidade para infusão em Y[42]

Fluoruracila	Gencitabina	Ifosfamida	Irinotecano	Mesna	Metotrexato	Mitomicina	Mitoxantrona	Oxaliplatina	Paclitaxel	Pamidronato	Pemetrexede	Pertuzumabe	Raltitrexato	Rituximabe	Teniposídeo	Topotecano	Trastuzumabe	Vimblastina	Vincristina	Vinorelbina	
C	C	C	C	C	C	C	C	C	C	C	I	NT	NT	C	C	C	C	C	C	C	Ácido Folínico
C	C	C	C	C	C	C	C	C	C	C	NT	NT	NT	NT	C	C	NT	C	C	C	Ácido Zoledrônico
NT	NT	NT	NT	NT	NT	NT	NT	NT	NT	NT	NT	NT	NT	NT	NT	NT	NT	NT	NT	NT	Atezolizumabe
NT	NT	NT	NT	NT	NT	NT	NT	NT	NT	NT	NT	NT	NT	NT	NT	NT	NT	NT	NT	NT	Bevacizumabe
C	C	C	C	C	C	C	C	C	C	C	C	NT	NT	C	C	C	C	C	C	C	Bleomicina
NT	NT	NT	NT	NT	NT	NT	NT	NT	NT	NT	NT	NT	NT	NT	NT	NT	NT	NT	NT	NT	Bortezomibe
C	C	C	C	NT	C	C	C	C	C	C	C	NT	NT	C	C	C	C	C	C	C	Carboplatina
C	C	NT	NT	C	C	NT	C	NT	C	C	C	NT	NT	C	C	C	C	C	C	C	Carmustina
NT	NT	NT	NT	NT	NT	NT	NT	NT	NT	NT	NT	NT	NT	NT	NT	NT	NT	NT	NT	NT	Cetuximabe
C	C	NT	C	C	C	C	C	C	C	C	C	NT	NT	C	C	C	C	C	C	C	Ciclofosfamida
C	C	C	C	NT	C	C	C	C	C	C	C	NT	NT	C	C	C	C	C	C	C	Cisplatina
NT	C	C	C	C	C	NT	C	C	C	C	C	NT	NT	C	C	NT	C	NT	C	C	Citarabina
C	C	C	C	I	I	I	I	C	C	C	C	I	NT	NT	NT	C	C	NT	C	C	Dacarbazina
NT	C	C	NT	C	C	C	C	C	C	C	NT	NT	NT	C	C	C	C	C	C	C	Dactinomicina
NT	C	NT	C	V	C	C	I	C	C	NT	I	NT	NT	C	C	C	C	C	C	C	Daunorrubicina
C	C	C	C	C	C	C	I	C	C	NT	C	NT	NT	C	C	C	C	C	C	C	Docetaxel
V	C	C	C	C	C	C	C	NT	C	C	C	I	NT	NT	I	C	C	C	C	C	Doxorrubicina
C	I	C	C	C	C	NT	I	C	I	C	C	NT	NT	C	NT	C	C	C	C	C	Doxorrubicina lipossomal
I	C	C	NT	C	C	C	NT	C	C	C	C	I	NT	NT	NT	C	NT	NT	C	C	Epirrubicina
NT	C	C	C	C	C	C	I	C	C	C	C	C	NT	NT	NT	C	C	NT	C	C	Etoposídeo
C	C	C	NT	C	C	C	C	C	C	C	C	NT	NT	C	C	C	I	C	C	C	Fludarabina
■	C	C	I	C	C	C	C	NT	C	C	C	NT	NT	C	C	I	C	C	C	I	Fluoruracila
C	■	C	I	C	I	I	C	C	C	C	C	NT	NT	C	C	C	C	C	C	C	Gencitabina
C	C	■	NT	C	I	C	C	C	C	C	C	NT	NT	C	C	C	C	C	C	C	Ifosfamida
I	I	NT	■	C	NT	I	C	C	C	NT	I	NT	NT	C	C	NT	I	C	NT	C	Irinotecano
C	C	C	C	■	C	C	C	C	C	C	C	NT	NT	C	C	C	C	C	C	C	Mesna
C	I	I	NT	C	■	C	C	C	C	C	NT	NT	NT	C	C	NT	C	NT	C	C	Metotrexato
C	I	C	I	C	C	■	V	C	C	NT	C	NT	NT	C	C	I	C	C	C	I	Mitomicina
C	C	C	C	C	C	V	■	C	I	C	I	NT	NT	C	C	C	C	C	C	C	Mitoxantrona
NT	C	C	C	C	C	C	C	■	C	NT	C	NT	NT	C	C	NT	C	C	C	C	Oxaliplatina
C	C	C	C	C	C	C	I	C	■	C	C	NT	NT	C	C	C	C	C	C	C	Paclitaxel
C	C	C	NT	C	C	NT	C	NT	C	■	C	NT	NT	C	C	NT	C	C	C	C	Pamidronato
C	I	C	I	C	NT	C	I	C	C	C	■	NT	NT	NT	I	NT	C	C	C	C	Pemetrexede
NT	NT	NT	NT	NT	NT	NT	NT	NT	NT	NT	NT	■	NT	NT	NT	NT	NT	NT	NT	NT	Pertuzumabe
NT	NT	NT	NT	NT	NT	NT	NT	NT	NT	NT	NT	NT	■	NT	NT	NT	NT	NT	NT	NT	Raltitrexato
C	C	C	C	C	C	C	C	NT	C	NT	NT	NT	NT	■	C	I	NT	C	C	C	Rituximabe
C	C	C	C	C	C	C	C	C	C	C	C	NT	NT	C	■	C	C	C	C	C	Teniposídeo
I	C	C	NT	C	NT	I	C	C	C	C	I	NT	NT	I	C	■	I	C	C	C	Topotecano
C	C	C	I	C	C	C	C	NT	C	NT	NT	NT	NT	NT	C	I	■	C	C	C	Trastuzumabe
C	C	C	C	C	C	C	C	C	C	C	C	NT	NT	C	C	C	C	■	C	C	Vimblastina
C	C	C	NT	C	C	C	C	C	C	C	C	NT	NT	C	C	C	C	C	■	C	Vincristina
I	C	C	C	C	C	I	C	C	C	C	C	NT	NT	C	C	C	C	C	C	■	Vinorelbina

4

Considerações
Finais

Renne Rodrigues

Este trabalho nunca contou com a ambição de ser um manual definitivo, mas sim de apresentar uma alternativa à demanda constante dos serviços de cuidados oncológicos por rotinas padronizadas e de preferência embasadas em evidências. Esperamos que a segunda edição possa ser uma fonte de informações para os profissionais de saúde, sobretudo, uma fonte para discussão e aprofundamento do tema, e que os protocolos incluídos sejam úteis aos diferentes serviços.

Para o aprofundamento das discussões, é necessária a colaboração de diversos serviços de cuidado oncológico, para apoio, análise crítica e informações. Para isso, esses devem estabelecer rotinas bem delimitadas, com registros fidedignos de reações adversas aos medicamentos. Desde o lançamento da primeira edição, foi verificada a ampliação do debate a respeito do tema, com mais revisões sobre o assunto. Apesar desses avanços, uma gama de protocolos ainda carece de mais evidências, ou seja, novos estudos são necessários. Depender da realização de ensaios clínicos não parece ser suficiente, haja vista os custos e as dificuldades em se realizar esse tipo de estudo. Outra alternativa mais factível é a realização de estudos retrospectivos, embasados na verificação minuciosa de prontuários. Tal abordagem pode ser realizada em serviços de cuidado oncológico que não possuíam/possuem sistematização da ordem de infusão, que, nesse caso, pode avaliar o perfil de toxicidade, intercorrências e, até mesmo, sobrevida livre de doença entre as diferentes ordens de infusão realizadas.

Por fim, em nome de todos que colaboraram com o presente livro, agradeço a todos que leram este trabalho, e esperamos ter contribuído com a equipe multiprofissional de cuidado oncológico.

5

Referências Bibliográficas

1. Miranda D, Morais G, Mendes G, Cruz A, Silva A, Lucia A. O envelhecimento populacional brasileiro- desafios e consequências. *Rev Bras Geriatr e Gerontol.* 2016;19(3):507–519.

2. IBGE. Instituto Brasileiro de Geografia e Estatística. Projeção da População do Brasil por sexo e idade: 2000-2060. https://www.ibge.gov.br/home/estatistica/populacao/projecao_da_populacao/2013/default.shtm. Published 2013. Acessado outubro 21, 2019.

3. INCA. Instituto Nacional De Câncer (Brasil). Atlas da Mortalidade. http://mortalidade.inca.gov.br/Mortalidade/%3E. Published 2019. Acessado outubro 4, 2019.

4. DATASUS. Departamento de Informática do Sistema Único de Saúde do Brasil. Ministério da Saúde. Mortalidade no Brasil. http://tabnet.datasus.gov.br/cgi/tabcgi.exe?sim/cnv/obt10uf.def. Published 2020. Acessado março 9, 2020.

5. OPAS. Folha informativa – Câncer. https://www.paho.org/bra/index.php?option=com_content&view=article&id=5588:folha-informativa-cancer&Itemid=1094. Published 2018. Acessado março 3, 2020.

6. ONCOGUIA. Revolução no tratamento contra câncer, medicina de precisão segue inacessível para maioria. http://www.oncoguia.org.br/conteudo/revolucao-no-tratamento-contra-cancer-medicina-de-precisao-segue-inacessivel-para-maioria/12988/7/. Published 2019. Acessado outubro 10, 2019.

7. Lin C, Clark R, Tu P, Bosworth HB, Zullig LL. Breast cancer oral anti-cancer medication adherence: a systematic review of psychosocial motivators and barriers. *Breast Cancer Res Treat.* 2017;165(2):247–260. doi:10.1007/s10549-017-4317-2

8. Halverson JL, Martinez-Donate AP, Palta M, et al. Health Literacy and Health-Related Quality of Life among a Population-Based Sample of Cancer Patients. *J Health Commun.* 2015;20(11):1320–1329. doi:10.1080/10810730.2015.1018638

9. Hu C, Zhang H, Wu W, et al. Acupuncture for Pain Management in Cancer: A Systematic Review and Meta-Analysis. *Evidence-Based Complement Altern Med.* 2016:1–13. doi:10.1155/2016/1720239

10. Palesh O, Scheiber C, Kesler S, Mustian K, Koopman C, Schapira L. Management of side effects during and post-treatment in breast cancer survivors. *Breast J.* 2018;24(2):167–175. doi:10.1111/tbj.12862

11. Brunton LL, Hilal-Dandan R, Knollmann BC. *As Bases Farmacológicas da Terapêutica de Goodman e Gilman.* 13º ed. Artmed Editora; 2018.

116 • Capítulo 5

12. Mota MLS, Aoqui CM. *Interações medicamentosas, tempos e ordem de infusão: variáveis que podem interferir na resposta clínica.* Rio de Janeiro: Elsevier; 2013.

13. Rodrigues R. *Ordem de Infusão de Medicamentos Antineoplásicos-Sistematização de informações para auxiliar a discussão e criação de protocolos assistenciais.* São Paulo: Atheneu; 2015.

14. Mota MLS. *Dados farmacocinéticos e farmacodinâmicos: para planejamento e otimização de resposta terapêutica em quimioterapia antineoplásica.* São Paulo: Segmento Farma; 2009.

15. Thomas HO, Porter DJ, Bartelink I, et al. Randomized cross-over clinical trial to study potential pharmacokinetic interactions between cisplatin or carboplatin and etoposide. *Br J Clin Pharmacol.* 2002;53(1):83–91. doi:10.1046/j.0306-5251.2001.01513.x

16. Alberts B, Johnson A, Lewis J, et al. *Biologia molecular da célula.* Porto Alegre: Artmed; 2016.

17. MICROMEDEX®.Thomson Healthcare. Drugdex® 2.0.

18. Trissel LA. *Handbook on injectable drugs.* 12° ed. Bethesda: American Society of Hospital Pharmacists; 2003.

19. Santana JCB, de Sousa MA, Soares HC, Avelino KSA. Fatores que influenciam e minimizam os erros na administração de medicamentos pela equipe de enfermagem. *Enferm Rev.* 2012;15(1):122–137.

20. Wannmacher L. *Erros: evitar o evitável.* Brasília; 2005.

21. Busch JD, Herrmann J, Heller F, et al. Follow-up of radiologically totally implanted central venous access ports of the upper arm: Long-term complications in 127,750 catheter-days. *Am J Roentgenol.* 2012;199(2):447–452. doi:10.2214/AJR.11.7970

22. Fidalgo, J A Pér1. Fidalgo JAP, Fabregat LG, Cervantes A, Margulies A, Vidall C, Roila F, et al. EJ of ONM of chemotherapy extravasation: E e E clinical practice guidelines q. EJON [Internet]. 2012;16(5):528–34. A from: http://dx. doi. org/10. 1016/j. ejon. 2012. 09. 004e., Fabregat LG, Cervantes A, et al. European Journal of Oncology Nursing Management of chemotherapy extravasation: ESMO e EONS clinical practice guidelines. *Eur J Oncol Nurs.* 2012;16(5):528–534. doi:10.1016/j.ejon.2012.09.004

23. How C. Extravasation of cytotoxic chemotherapy from peripheral veins. *Eur J Oncol Nurs.* 1998;2(1):51–58. doi:10.1016/S1462-3889(98)81261-1

24. Kreidieh FY, Moukadem HA, El Saghir NS. Overview, prevention and management of chemotherapy extravasation. *World J Clin Oncol.* 2016;7(1):87–97. doi:10.5306/wjco.v7.i1.87

25. Kimmel J, Fleming P, Cuellar S, Anderson J, Haaf CM. Pharmacological management of anticancer agent extravasation: A single institutional guideline. *J Oncol Pharm Pract.* 2018;24(2):129–138. doi:10.1177/1078155217690924

26. Bellmunt J, Guillem V, Paz-Ares L, et al. Phase I-II Study of Paclitaxel, Cisplatin, and Gemcitabine in Advanced Transitional-Cell Carcinoma of the Urothelium. *J Clin Oncol.* 2000;18(18):3247–3255. doi:10.1200/JCO.2000.18.18.3247

27. Fountzilas G, Stathopoulos G, Nicolaides C, et al. Paclitaxel and gemcitabine in advanced non-nasopharyngeal head and neck cancer: A phase II study conducted by the Hellenic Cooperative Oncology Group. *Ann Oncol.* 1999;10(4):475–478. doi:10.1023/A:1008397424359

28. Al-sarraf BM, Leblanc M, Giri PGS, et al. Randomized Intergroup Study 0099. *Society*. 1998;16(4):1310–1317.

29. Lévi F, Okyar A, Dulong S, Innominato PF, Clairambault J. Circadian Timing in Cancer Treatments. *Annu Rev Pharmacol Toxicol*. 2010;50(1):377–421. doi:10.1146/annurev.pharmtox.48.113006.094626

30. Lévi F, Zidani R, Misset JL. Randomised multicentre trial of chronotherapy with oxaliplatin, fluorouracil, and folinic acid in metastatic colorectal cancer. *Lancet*. 1997;350(9079):681–686. doi:10.1016/S0140-6736(97)03358-8

31. Levi F, Zidani R, Di Palma M. Improved therapeutic index through ambulatory circadian rhythm delivery of high dose 3-drug chemotherapy in a randomized phase III multicenter trial. In: *Proc Annu Meet Am Soc Clin Oncol*. Vol 13. ; 1994:A574.

32. Focan C, Kreutz F, Focan-Henrard D, Moeneclaey N. Chronotherapy with 5-fluorouracil, folinic acid and carboplatin for metastatic colorectal cancer; An interesting therapeutic index in a phase II trial. *Eur J Cancer*. 2000;36(3):341–347. doi:10.1016/S0959-8049(99)00282-8

33. Ou-Yang J, Jin F. A pilot study of chronochemotherapy for nasopharyngeal carcinoma. *Chinese J Clin Oncol*. 2006;3(6):423–427. doi:10.1007/s11805-006-0132-y

34. Altinok A, Lévi F, Goldbeter A. Identifying mechanisms of chronotolerance and chronoefficacy for the anticancer drugs 5-fluorouracil and oxaliplatin by computational modeling. *Eur J Pharm Sci*. 2009;36(1):20–38. doi:10.1016/j.ejps.2008.10.024

35. Granda TG, Filipski E, Dattino RM, et al. Experimental chronotherapy of mouse mammary adenocarcinoma MA13/C with docetaxel and doxorubicin as single agents and in combination. *Cancer Res*. 2001;61(5):1996–2001.

36. Tampellini M, Filipski E, Liu XH, et al. Docetaxel chronopharmacology in mice. *Cancer Res*. 1998;58(17):3896–3904.

37. Levi F, Benavides M, Chevelle C, et al. Chemotherapy of advanced ovarian cancer with 4'-0-tetrahydropyranyl doxorubicin and cisplatin: A randomized phase II trial with an evaluation of circadian timing and dose-intensity. *J Clin Oncol*. 1990;8(4):705–714. doi:10.1200/JCO.1990.8.4.705

38. Kobayashi M, Wood PA, Hrushesky WJM. Circadian chemotherapy for gynecological and genitourinary cancers. *Chronobiol Int*. 2002;19(1):237–251. doi:10.1081/CBI-120002600

39. Barrett RJ, Blessing JA, Homesley HD, Twiggs L, Webster KD. Circadian-timed combination doxorubicin-cisplatin chemotherapy for advanced endometrial carcinoma: A Phase II study of the Gynecologic Oncology Group. *Am J Clin Oncol Cancer Clin Trials*. 1993;16(6):494–496. doi:10.1097/00000421-199312000-00007

40. Zhang PX, Jin F, Li ZL, et al. A randomized phase II trial of induction chemotherapy followed by cisplatin chronotherapy versus constant rate delivery combined with radiotherapy. *Chronobiol Int*. 2018;35(2):240–248. doi:10.1080/07420528.2017.1397684

41. Tatro DS. *Drug interaction facts*. St. Louis: Facts and comparisons; 2008.

42. MICROMEDEX®.Thomson Healthcare. IV Compatibility.

43. Chu E, DeVita VT. *Physicians' Cancer Chemotherapy Drug Manual*. Jones & Bartlett Learning; 2007.

118 • Capítulo 5

44. Carneiro MB. *Guia Farmacoterapêutico. Hospital Erasto Gaertner.* Curitiba: LPCC; 2011.

45. Lièvre A, Samalin E, Mitry E, et al. Bevacizumab plus FOLFIRI or FOLFOX in chemotherapy-refractory patients with metastatic colorectal cancer: A retrospective study. *BMC Cancer.* 2009;9:347. doi:10.1186/1471-2407-9-347

46. Cremolini C, Loupakis F, Antoniotti C, et al. FOLFOXIRI plus bevacizumab versus FOLFIRI plus bevacizumab as first-line treatment of patients with metastatic colorectal cancer: Updated overall survival and molecular subgroup analyses of the open-label, phase 3 TRIBE study. *Lancet Oncol.* 2015;16(13):1306–1315. doi:10.1016/S1470-2045(15)00122-9

47. Kang BW, Kim TW, Lee JL, et al. Bevacizumab plus FOLFIRI or FOLFOX as third-line or later treatment in patients with metastatic colorectal cancer after failure of 5-fluorouracil, irinotecan, and oxaliplatin: A retrospective analysis. *Med Oncol.* 2009;26(1):32–37. doi:10.1007/s12032-008-9077-8

48. Liu J, Kraut EH, Balcerzak S, Grever M, D'Ambrosio S, Chan KK. Dosing sequence-dependent pharmacokinetic interaction of oxaliplatin with paclitaxel in the rat. *Cancer Chemother Pharmacol.* 2002;50(6):445–453. doi:10.1007/s00280-002-0531-6

49. Van Den Neste E, De Valeriola D, Kerger J, et al. A phase I and pharmacokinetic study of docetaxel administered in combination with continuous intravenous infusion of 5-fluorouracil in patients with advanced solid tumors. *Clin cancer Res.* 2000;6(1):64–71.

50. Smorenburg CH, Sparreboom A, Bontenbal M, Verweij J. Combination chemotherapy of the taxanes and antimetabolites: Its use and limitations. *Eur J Cancer.* 2001;37(18):2310–2323. doi:10.1016/S0959-8049(01)00309-4

51. Burris HA. Docetaxel in combination with fluorouracil for advanced solid tumors. *Oncology (Williston Park).* 1997;11(8 Suppl 8):50–52.

52. Fischel JL, Formento P, Ciccolini J, et al. Impact of the oxaliplatin-5 fluorouracil-folinic acid combination on respective intracellular determinants of drug activity. *Br J Cancer.* 2002;86(7):1162–1168. doi:10.1038/sj.bjc.6600185

53. Jolivet J. Role of leucovorin dosing and administration schedule. *Eur J Cancer.* 1995;31(7–8):1311–1315. doi:10.1016/0959-8049(95)00140-E

54. Fuller MA, Sajatovic M. *Drug Information Handbook.* Toronto: Lexi-Comp; 2009.

55. De Almeida VL, Leitão A, Barrett Reina LDC, Montanari CA, Donnici CL, Lopes MTP. Câncer e agentes antineoplásicos ciclo-celular específicos e ciclo-celular não específicos que interagem com o DNA: Uma introdução. *Quim Nova.* 2005;28(1):118–129. doi:10.1590/s0100-40422005000100021

56. Silva AA da, Carlotto J, Rotta I. Standardization of the infusion sequence of antineoplastic drugs used in the treatment of breast and colorectal cancers. *Einstein (Sao Paulo).* 2018;16(2):eRW4074. doi:10.1590/S1679-45082018RW4074

57. Falcone A, Di Paolo A, Masi G, et al. Sequence effect of irinotecan and fluorouracil treatment on pharmacokinetics and toxicity in chemotherapy-naive metastatic colorectal cancer patients. *J Clin Oncol.* 2001;19(15):3456–3462. doi:10.1200/JCO.2001.19.15.3456

58. Qin B, Tanaka R, Shibata Y, et al. In-vitro schedule-dependent interaction between oxaliplatin and 5-fluorouracil in human gastric cancer cell lines. *Anticancer Drugs.* 2006;17(4):445–453. doi:10.1097/01.cad.0000198912.98442.cd

Referências Bibliográficas • **119**

59. Buzaid AC. *Mini-MOC: pocket book do manual de oncologia clínica do Brasil.* São Paulo: Dendrix; 2011.

60. Ortiz Z, Shea B, Suarez-Almazor ME, Moher D, Wells GA, Tugwell P. The efficacy of folic acid and folinic acid in reducing methotrexate gastrointestinal toxicity in rheumatoid arthritis. A metaanalysis of randomized controlled trials. *J Rheumatol.* 1998;25(1):36–43. http://www.ncbi.nlm.nih.gov/pubmed/9458200.

61. Ravelli A, Migliavacca D, Viola S, Ruperto N, Pistorio A, Martini A. Efficacy of folinic acid in reducing methotrexate toxicity in juvenile idiopathic arthritis. *Clin Exp Rheumatol.* 1999;17(5):625–627.

62. Morgan SL, Oster RA, Lee JY, Alarcón GS, Baggott JE. The effect of folic acid and folinic acid supplements on purine metabolism in methotrexate-treated rheumatoid arthritis. *Arthritis Rheum.* 2004;50(10):3104–3111. doi:10.1002/art.20516

63. Joyce DA, Will RK, Hoffman DM, Laing B, Blackbourn SJ. Exacerbation of rheumatoid arthritis in patients treated with methotrexate after administration of folinic acid. *Ann Rheum Dis.* 1991;50(12):913–914. doi:10.1136/ard.50.12.913

64. Drugs.com. Drug Interaction Report. https://www.drugs.com/. Published 2019. Acessado dezembro 15, 2019.

65. Neville-Webbe HL, Evans CA, Coleman RE, Holen I. Mechanisms of the synergistic interaction between the bisphosphonate zoledronic acid and the chemotherapy agent paclitaxel in breast cancer cells in vitro. *Tumor Biol.* 2006;27(2):92–103. doi:10.1159/000092489

66. Jagdev SP, Coleman RE, Shipman CM, Rostami-H. A, Croucher PI. The bisphosphonate, zoledronic acid, induces apoptosis of breast cancer cells: Evidence for synergy with paclitaxel. *Br J Cancer.* 2001;84(8):1126–1134. doi:10.1054/bjoc.2001.1727

67. Matsumoto S, Kimura S, Segawa H, et al. Efficacy of the third-generation bisphosphonate, zoledronic acid alone and combined with anti-cancer agents against small cell lung cancer cell lines. *Lung Cancer.* 2005;47(1):31–39. doi:10.1016/j.lungcan.2004.06.003

68. Horn L, Mansfield AS, Szcz sna A, et al. First-line atezolizumab plus chemotherapy in extensive-stage small-cell lung cancer. *N Engl J Med.* 2018;379(23):2220–2229. doi:10.1056/NEJMoa1809064

69. Drugs.com. Drug Interaction.

70. Denlinger CS, Blanchard R, Xu L, et al. Pharmacokinetic analysis of irinotecan plus bevacizumab in patients with advanced solid tumors. *Cancer Chemother Pharmacol.* 2009;65(1):97–105. doi:10.1007/s00280-009-1008-7

71. Abajo A, Rodriguez J, Bitarte N, et al. Dose-finding study and pharmacogenomic analysis of fixed-rate infusion of gemcitabine, irinotecan and bevacizumab in pretreated metastatic colorectal cancer patients. *Br J Cancer.* 2010;103(10):1529–1535. doi:10.1038/sj.bjc.6605908

72. Schmiegel W, Reinacher-Schick A, Arnold D, et al. Capecitabine/irinotecan or capecitabine/oxaliplatin combination with bevacizumab is effective andsafe as first-line therapy for metastatic colorectalcancer: A randomized phase II study of the AIOcolorectal study group. *Ann Oncol.* 2013;24(6):1580–1587. doi:10.1093/annonc/mdt028

120 • Capítulo 5

73. Relling M V., McLeod HL, Bowman LC, Santana VM. Etoposide pharmacokinetics and pharmacodynamics after acute and chronic exposure to cisplatin. *Clin Pharmacol Ther.* 1994;56(5):503–511. doi:10.1038/clpt.1994.171

74. Yee GC, Crom WR, Champion JE, Brodeur GM, Evans WE. Cisplatin-induced changes in bleomycin elimination. *Cancer Treat Rep.* 1983;67(6):587–589.

75. Adel AL, Dorr RT, Liddil JD. The effect of anticancer drug sequence in experimental combination chemotherapy. *Cancer Invest.* 1993;11(1):15–24. doi:10.3109/07357909309020256

76. Buxton EJ, Meanwell CA, Hilton C, et al. Combination Bleomycin, Ifosfamide, and Cisplatin Chemotherapy in Cervical Cancer. *JNCI J Natl Cancer Inst.* 1989;81(5):359–361. doi:10.1093/jnci/81.5.359

77. Buxton EJ, Meanwell CA, Hilton C, et al. Combination Bleomycin, Ifosfamide, and Cisplatin Chemotherapy in Cervical Cancer. *JNCI J Natl Cancer Inst.* 1989;81(5):359–361. doi:10.1093/jnci/81.5.359

78. Marina N, Chang KW, Malogolowkin M, et al. Amifostine does not protect against the ototoxicity of high-dose cisplatin combined with etoposide and bleomycin in pediatric germ-cell tumors: A Children's Oncology Group study. *Cancer.* 2005;104(4):841–847. doi:10.1002/cncr.21218

79. den Hartigh J, McVie JG, van Oort WJ, et al. Pharmacokinetics of Mitomycin C in Humans. *Cancer Res.* 1983;43(10):5017–5021.

80. Kasamon YL, Jacene HA, Gocke CD, et al. Phase 2 study of rituximab-ABVD in classical Hodgkin lymphoma. *Blood.* 2012;119(18):4129–4132. doi:10.1182/blood-2012-01-402792

81. Younes A, Oki Y, McLaughlin P, et al. Phase 2 study of rituximab plusAB-VD in patients with newly diagnosed classical Hodgkin lymphoma. *Blood.* 2012;119(18):4123–4128. doi:10.1182/blood-2012-01-405456

82. Hannawa IS, Bestul DJ. Rituximab tolerability when given before or after CHOP. *J Oncol Pharm Pract.* 2011;17(4):381–386. doi:10.1177/1078155210386989

83. Gordon LI, Hong F, Fisher RI, et al. Randomized phase III trial ofabvdversus stanfordvwith or without radiation therapy in locally extensive and advanced-stage hodgkin lymphoma: An intergroup study coordinated by the eastern cooperative oncology group (E2496). *J Clin Oncol.* 2013;31(6):684–691. doi:10.1200/JCO.2012.43.4803

84. Bonadonna G, Zucali R, Monfardini S, de Lena M, Uslenghi C. Combination chemotherapy of Hodgkin's disease with adriamycin, bleomycin, vinblastine, and imidazole carboxamide versus MOPP. *Cancer.* 1975;36(1):252–259. doi:10.1002/1097-0142(197507)36:1<252::AID-CNCR2820360128>3.0.CO;2-7

85. Toumbis-Ioannou E, Cohen PR. Chemotherapy-induced Raynaud's phenomenon. *Cleve Clin J Med.* 1994;61(3):195–199. doi:10.3949/ccjm.61.3.195

86. Auersperg M, Pogačnik A, Kloboves-Prevodnik V, Serša G, Čemažar M. Schedule-dependency of doxorubicin and vinblastine in EAT tumours in mice. *Radiol Oncol.* 2006;40(4):245–257.

87. Waltmire CN, Alberts DS, Dorr RT. Sequence-dependent cytotoxicity of combination chemotherapy using paclitaxel, carboplatin and bleomycin in human lung and ovarian cancer. *Anticancer Drugs.* 2001;12(7):595–602. doi:10.1097/00001813-200108000-00006

88. Mancini R, Modlin J. Chemotherapy Administration Sequence : A Review of the Literature and Creation of a Sequencing Chart. *J Hematol Oncol Pharm.* 2011;1(1):17–25.

89. Fahy BN, Schlieman MG, Virudachalam S, Bold RJ. Schedule-dependent molecular effects of the proteasome inhibitor bortezomib and gemcitabine in pancreatic cancer. *J Surg Res.* 2003;113(1):88–95. doi:10.1016/S0022-4804(03)00201-4

90. Mortenson MM, Schlieman MG, Virudachalam S, Bold RJ. Effects of the proteasome inhibitor bortezomib alone and in combination with chemotherapy in the A549 non-small-cell lung cancer cell line. *Cancer Chemother Pharmacol.* 2004;54(4):343–353. doi:10.1007/s00280-004-0811-4

91. Ma C, Mandrekar SJ, Alberts SR, et al. A phase I and pharmacologic study of sequences of the proteasome inhibitor, bortezomib (PS-341, Velcade™), in combination with paclitaxel and carboplatin in patients with advanced malignancies. *Cancer Chemother Pharmacol.* 2007;59(2):207–215. doi:10.1007/s00280-006-0259-9

92. Moreau P, Karamanesht II, Domnikova N, et al. Pharmacokinetic, pharmacodynamic and covariate analysis of subcutaneous versus intravenous administration of bortezomib in patients with relapsed multiple myeloma. *Clin Pharmacokinet.* 2012;51(12):823–829. doi:10.1007/s40262-012-0010-0

93. Weigert O, Pastore A, Rieken M, Lang N, Hiddemann W, Dreyling M. Sequence-dependent synergy of the proteasome inhibitor bortezomib and cytarabine in mantle cell lymphoma. *Leukemia.* 2007;21(3):524–528. doi:10.1038/sj.leu.2404511

94. Hutter G, Rieken M, Pastore A, et al. The proteasome inhibitor bortezomib targets cell cycle and apoptosis and acts synergistically in a sequence-dependent way with chemotherapeutic agents in mantle cell lymphoma. *Ann Hematol.* 2012;91(6):847–856. doi:10.1007/s00277-011-1377-y

95. Ceresa C, Giovannetti E, Voortman J, et al. Bortezomib induces schedule-dependent modulation of gemcitabine pharmacokinetics and pharmacodynamics in non-small cell lung cancer and blood mononuclear cells. In: *Molecular Cancer Therapeutics.* Vol 8. ; 2009:1026–1036. doi:10.1158/1535-7163.MCT-08-0700

96. Morelli MP, Cascone T, Troiani T, et al. Sequence-dependent antiproliferative effects of cytotoxic drugs and epidermal growth factor receptor inhibitors. *Ann Oncol.* 2005;16(SUPPL. 4):6–10. doi:10.1093/annonc/mdi910

97. Konner J, Schilder RJ, DeRosa FA, et al. A phase II study of cetuximab/paclitaxel/carboplatin for the initial treatment of advanced-stage ovarian, primary peritoneal, or fallopian tube cancer. *Gynecol Oncol.* 2008;110(2):140–145. doi:10.1016/j.ygyno.2008.04.018

98. Chan ATC, Hsu MM, Goh BC, et al. Multicenter, phase II study of cetuximab in combination with carboplatin in patients with recurrent or metastatic nasopharyngeal carcinoma. *J Clin Oncol.* 2005;23(15):3568–3576. doi:10.1200/JCO.2005.02.147

99. Secord AA, Blessing JA, Armstrong DK, et al. Phase II trial of cetuximab and carboplatin in relapsed platinum-sensitive ovarian cancer and evaluation of epidermal growth factor receptor expression: A Gynecologic Oncology Group study. *Gynecol Oncol.* 2008;108(3):493–499. doi:10.1016/j.ygyno.2007.11.029

100. Herbst RS, Kelly K, Chansky K, et al. Phase II selection design trial of concurrent chemotherapy and cetuximab versus chemotherapy followed by cetuximab in advanced-stage non-small-cell lung cancer: Southwest Oncology Group study S0342. *J Clin Oncol.* 2010;28(31):4747–4754. doi:10.1200/JCO.2009.27.9356

101. Markman M, Elson P, Kulp B, et al. Carboplatin plus paclitaxel combination chemotherapy: Impact of sequence of drug administration on treatment-induced neutropenia. *Gynecol Oncol.* 2003;91(1):118–122. doi:10.1016/S0090-8258(03)00517-1

102. Huizing MT, Giaccone G, van Warmerdam LJ, et al. Pharmacokinetics of paclitaxel and carboplatin in a dose-escalating and dose-sequencing study in patients with non-small-cell lung cancer. *J Clin Oncol.* 1997;15(1):317–329. doi:10.1200/JCO.1997.15.1.317

103. Vaishampayan U, Parchment RE, Jasti BR, Hussain M. Taxanes: An overview of the pharmacokinetics and pharmacodynamics. *Urology.* 1999;54(6 SUPPL. 1):22–29. doi:10.1016/S0090-4295(99)00451-3

104. Obasaju CK, Johnson SW, Rogatko A, et al. Evaluation of carboplatin pharmacokinetics in the absence and presence of paclitaxel. *Clin Cancer Res.* 1996;2(3):549–552.

105. Engblom P, Rantanen V, Kulmala J, Grènman S. Carboplatin-paclitaxel- and carboplatin-docetaxel-induced cytotoxic effect in epithelial ovarian carcinoma in vitro. *Cancer.* 1999;86(10):2066–2073. doi:10.1002/(SICI)1097-0142(19991115)86:10<2066::AID-CNCR26>3.0.CO;2-1

106. Ando M, Saka H, Ando Y, et al. Sequence effect of docetaxel and carboplatin on toxicity, tumor response and pharmacokinetics in non-small-cell lung cancer patients: A phase I study of two sequences. *Cancer Chemother Pharmacol.* 2005;55(6):552–558. doi:10.1007/s00280-004-0921-z

107. Kaira K, Tsuchiya S, Sunaga N, et al. A phase I dose escalation study of weekly docetaxel and carboplatin in elderly patients with nonsmall cell lung cancer. *Am J Clin Oncol Cancer Clin Trials.* 2007;30(1):51–56. doi:10.1097/01.coc.0000242292.17728.46

108. Fidias PM, Dakhil SR, Lyss AP, et al. Phase III study of immediate compared with delayed docetaxel after front-line therapy with gemcitabine plus carboplatin in advanced non-small-cell lung cancer. *J Clin Oncol.* 2009;27(4):591–598. doi:10.1200/JCO.2008.17.1405

109. Chiarion-Sileni V, Corti L, Ruol A, et al. Phase II trial of docetaxel, cisplatin and fluorouracil followed by carboplatin and radiotherapy in locally advanced oesophageal cancer. *Br J Cancer.* 2007;96(3):432–438. doi:10.1038/sj.bjc.6603585

110. Bafaloukos D, Linardou H, Aravantinos G, et al. A randomized phase II study of carboplatin plus pegylated liposomal doxorubicin versus carboplatin plus paclitaxel in platinum sensitive ovarian cancer patients: A Hellenic Cooperative Oncology Group study. *BMC Med.* 2010;8(3):1–12. doi:10.1186/1741-7015-8-3

111. Newell DR, Eeles RA, Gumbrell LA, Boxall FE, Horwich A, Calvert AH. Carboplatin and etoposide pharmacokinetics in patients with testicular teratoma. *Cancer Chemother Pharmacol.* 1989;23(6):367–372. doi:10.1007/BF00435838

112. Drugs.com. Monograph. https://www.drugs.com/. Published 2019. Acessado outubro 28, 2019.

113. Saikawa Y, Kubota T, Kuo T-H, et al. Combined effect of 5-fluorouracil and carboplatin against human gastric cancer cell lines in vitro and in vivo. *Anticancer Res.* 1994;14(2A):461–464.

114. Chen D, Cheng J, Yang K, Ma Y, Yang F. Retrospective analysis of chronomodulated chemotherapy versus conventional chemotherapy with paclitaxel,

carboplatin, and 5-fluorouracil in patients with recurrent and/or metastatic head and neck squamous cell carcinoma. *Onco Targets Ther.* 2013;6:1507–1514. doi:10.2147/OTT.S53098

115. Edeiman MJ, Quam H, Mullins B. Interactions of gemcitabine, carboplatin and paclitaxel in molecularly defined non-small-cell lung cancer cell lines. *Cancer Chemother Pharmacol.* 2001;48(2):141–144. doi:10.1007/s002800000273

116. Langer CJ, Calvert P, Ozols RF. Gemcitabine and carboplatin in combination: phase I and phase II studies. *Semin Oncol.* 1998;25(4 Suppl 9):51—54. http://europepmc.org/abstract/MED/9728585.

117. DiPaola RS, Rubin E, Toppmeyer D, et al. Gemcitabine combined with sequential paclitaxel and carboplatin in patients with urothelial cancers and other advanced malignancies. *Med Sci Monit.* 2003;9(2):5–12.

118. Soo RA, Wang LZ, Tham LS, et al. A multicentre randomised phase II study of carboplatin in combination with gemcitabine at standard rate or fixed dose rate infusion in patients with advanced stage non-small-cell lung cancer. *Ann Oncol.* 2006;17(7):1128–1133. doi:10.1093/annonc/mdl084

119. Elias AD, Ayash LJ, Eder JP, et al. Escalating doses of carboplatin with high-dose ifosfamide using autologous bone marrow as support: a phase I study. *J Cancer Res Clin Oncol.* 1991;117(4 Supplement):320–327. doi:10.1007/BF01613229

120. Simpson AB, Calvert PM, Sludden JA, et al. Topotecan in combination with carboplatin: Phase I trial evaluation of two treatment schedules. *Ann Oncol.* 2002;13(3):399–402. doi:10.1093/annonc/mdf041

121. Boss DS, Siegel-Lakhai WS, Van Egmond-Schoemaker NE, et al. Phase I pharmacokinetic and pharmacodynamic study of carboplatin and topotecan administered intravenously every 28 days to patients with malignant solid tumors. *Clin Cancer Res.* 2009;15(13):4475–4483. doi:10.1158/1078-0432.CCR-08-3144

122. Bookman MA, McMeekin DS, Fracasso PM. Sequence dependence of hematologic toxicity using carboplatin and topotecan for primary therapy of advanced epithelial ovarian cancer: A phase I study of the Gynecologic Oncology Group. *Gynecol Oncol.* 2006;103(2):473–478. doi:10.1016/j.ygyno.2006.03.014

123. Mitchell RB, Dolan ME, Janisch L, Vogelzang NJ, Ratain MJ, Schilsky RL. Sequential therapy with dacarbazine and carmustine: a phase I study. *Cancer Chemother Pharmacol.* 1994;34(6):509–514. doi:10.1007/BF00685663

124. Balin-Gauthier D, Delord JP, Rochaix P, et al. In vivo and in vitro antitumor activity of oxaliplatin in combination with cetuximab in human colorectal tumor cell lines expressing different level of EGFR. *Cancer Chemother Pharmacol.* 2006;57(6):709–718. doi:10.1007/s00280-005-0123-3

125. Rödel C, Arnold D, Hipp M, et al. Phase I-II Trial of Cetuximab, Capecitabine, Oxaliplatin, and Radiotherapy as Preoperative Treatment in Rectal Cancer. *Int J Radiat Oncol Biol Phys.* 2008;70(4):1081–1086. doi:10.1016/j.ijrobp.2007.07.2356

126. Peters RH, Stuart RK. Synergism between 4-hydroperoxycyclophosphamide and cisplatin: importance of incubation sequence and measurement of cisplatin accumulation. *Biochem Pharmacol.* 1990;39(3):607–609. doi:10.1016/0006-2952(90)90070-2

127. Lee CK, Barlogie B, Munshi N, et al. DTPACE: An effective, novel combination chemotherapy with thalidomide for previously treated patients with myeloma. *J Clin Oncol.* 2003;21(14):2732–2739. doi:10.1200/JCO.2003.01.055

128. Lee HJ, Lee MG. Effects of dexamethasone on the pharmacokinetics of adriamycin after intravenous administration to rats. *Res Commun Mol Pathol Pharmacol.* 1999;105(1–2):87–96.

129. Bonadonna G, Zambetti M, Valagussa P. Doxorubicin Followed by Cyclophosphamide, Methotrexate, and Fluorouracil for Breast Cancer-Reply. *JAMA J Am Med Assoc.* 1995;274(10):796–797. doi:10.1001/jama.1995. 03530100036023

130. Gianni L, Eiermann W, Semiglazov V, et al. Neoadjuvant chemotherapy with trastuzumab followed by adjuvant trastuzumab versus neoadjuvant chemotherapy alone, in patients with HER2-positive locally advanced breast cancer (the NOAH trial): a randomised controlled superiority trial with a parallel HER. *Lancet.* 2010;375(9712):377–384. doi:10.1016/S0140-6736(09)61964-4

131. Kim R, Hirabayashi N, Nishiyama M, Jinushi K, Toge T, Okada K. Experimental studies on biochemical modulation targeting topoisomerase I and II in human tumor xenografts in nude mice. *Int J Cancer.* 1992;50(5):760–766. doi:10.1002/ ijc.2910500516

132. Tazawa Y, Matsumura K, Takekuma Y, Sugawara M. Schedule-dependent cytotoxicity of etoposide (VP-16) and cyclophosphamide in leukemia cell line K-562. *Biol Pharm Bull.* 2012;35(7):1132–1136. doi:10.1248/bpb.b12-00159

133. Tazawa Y, Usukubo I, Takada K, Takekuma Y, Shibayama Y, Sugawara M. Schedule-dependent cytotoxicity of etoposide and cyclophosphamide in P-glycoprotein--expressing human leukemic K-562 cells. *Biol Pharm Bull.* 2014;37(8):1323–1329. doi:10.1248/bpb.b14-00207

134. Arndt CAS, Stoner JA, Hawkins DS, et al. Vincristine, actinomycin, and cyclophosphamide compared with vincristine, actinomycin, and cyclophosphamide alternating with vincristine, topotecan, and cyclophosphamide for intermediate-risk rhabdomyosarcoma: Children's Oncology Group Study D9803. *J Clin Oncol.* 2009;27(31):5182–5188. doi:10.1200/JCO.2009.22.3768

135. Rowinsky EK, Citardi MJ, Noe DA, Donehower RC. Sequence-dependent cytotoxic effects due to combinations of cisplatin and the antimicrotubule agents taxol and vincristine. *J Cancer Res Clin Oncol.* 1993;119(12):727–733. doi:10.1007/ BF01195344

136. Mulder JH, Lelieveld P, van Putten LM. Lack of vincristine-cyclophosphamide potentiation in different experimental tumour lines. *Eur J Cancer.* 1979;15(4):499–507. doi:10.1016/0014-2964(79)90085-9

137. Razek A, Vietti T, Valeriote F. Optimum time sequence for the administration of vincristine and cyclophosphamide in vivo. *Cancer Res.* 1974;34(8):1857–1861. http://www.ncbi.nlm.nih.gov/pubmed/4842737.

138. Ando Y. Possible metabolic interaction between docetaxel and ifosfamide [1]. *Br J Cancer.* 2000;82(2):497. doi:10.1054/bjoc.1999.0949

139. Hanaoka M, Kawabata H, Iwatani T, Takano T, Miura D. Reduction of toxicity by reversing the order of infusion of docetaxel and cyclophosphamide. *Chemotherapy.* 2013;59(2):93–98. doi:10.1159/000351112

140. Zeng S, Chen YZ, Fu L, Johnson KR, Fan W. In vitro evaluation of schedule-dependent interactions between docetaxel and doxorubicin against human breast and ovarian cancer cells. *Clin Cancer Res.* 2000;6(9):3766–3773.

141. Crespi CL, Weber GF, Waxman DJ. Differential Activation of Cyclophosphamide and Ifosphamide by Cytochromes P-450 2B and 3A in Human Liver Microsomes. *Cancer Res.* 1993;53(23):5629–5637.

142. Hartman N, Basseches PJ, Powis G. Effect of cyclophosphamide pretreatment on the short-term disposition and biliary excretion of adriamycin metabolites in rat. *Cancer Chemother Pharmacol.* 1982;10(1):11–15. doi:10.1007/BF00257229

143. Joerger M, Huitema ADR, Richel DJ, et al. Population pharmacokinetics and pharmacodynamics of doxorubicin and cyclophosphamide in breast cancer patients: A study by the EORTC-PAMM-NDDG. *Clin Pharmacokinet.* 2007;46(12):1051–1068. doi:10.2165/00003088-200746120-00005

144. Zoli W, Ulivi P, Tesei A, et al. Addition of 5-fluorouracil to doxorubicin-paclitaxel sequence increases caspase-dependent apoptosis in breast cancer cell lines. *Breast Cancer Res.* 2005;7(5). doi:10.1186/bcr1274

145. Westermann AM, Taal BG, Swart M, Boot H, Craanen M, Gerritsen WR. Sequence-dependent toxicity profile in modified FAMTX (fluorouracil-adriamycin-methotrexate) chemotherapy with lenograstim support for advanced gastric cancer: A feasibility study. *Pharmacol Res.* 2000;42(2):151–156. doi:10.1006/phrs.2000.0677

146. Kennedy MJ, Zahurak ML, Donehower RC, et al. Phase I and pharmacologic study of sequences of paclitaxel and cyclophosphamide supported by granulocyte colony-stimulating factor in women with previously treated metastatic breast cancer. *J Clin Oncol.* 1996;14(3):783–791. doi:10.1200/JCO.1996.14.3.783

147. Kennedy MJ, Zahurak ML, Donehower RC, et al. Sequence-dependent hematological toxicity associated with the 3-hour paclitaxel/cyclophosphamide doublet. *Clin Cancer Res.* 1998;4(2):349–356. https://clincancerres.aacrjournals.org/content/4/2/349.short.

148. Baker AF, Dorr RT. Drug interactions with the taxanes: Clinical implications. *Cancer Treat Rev.* 2001;27(4):221–233. doi:10.1053/ctrv.2001.0228

149. Holmes FA, Madden T, Newman RA, et al. Sequence-dependent alteration of doxorubicin pharmacokinetics by paclitaxel in a phase I study of paclitaxel and doxorubicin in patients with metastatic breast cancer. *J Clin Oncol.* 1996;14(10):2713–2721. doi:10.1200/JCO.1996.14.10.2713

150. Danesi R, Conte PF, Del Tacca M. Pharmacokinetic optimisation of treatment schedules for anthracyclines and paclitaxel in patients with cancer. *Clin Pharmacokinet.* 1999;37(3):195–211. doi:10.2165/00003088-199937030-00002

151. Bonadonna G, Valagussa P, Moliterni A, Zambetti M, Brambilla C. Adjuvant Cyclophosphamide, Methotrexate, and Fluorouracil in Node-Positive Breast Cancer — The Results of 20 Years of Follow-up. *N Engl J Med.* 1995;332(14):901–906. doi:10.1056/NEJM199504063321401

152. Bonadonna G, Brusamolino E, Valagussa P, et al. Combination Chemotherapy as an Adjuvant Treatment in Operable Breast Cancer. *N Engl J Med.* 1976;294(8):405–410. doi:10.1056/NEJM197602192940801

153. Mulder JH, Smink T, Van Putten LM. 5-fluorouracil and methotrexate combination chemotherapy: The effect of drug scheduling. *Eur J Cancer.* 1981;17(7):831–837. doi:10.1016/0014-2964(81)90240-1

154. Bertino JR, Sawicki WL, Lindquist CA. Schedule-dependent Antitumor Effects of Methotrexate and 5-Fluorouracil. *Cancer Res.* 1977;37(1):327–328.

126 • Capítulo 5

155. Coates AS, Tattersall MHN, Swanson C. Combination therapy with methotrexate and 5-fluorouracil: A prospective randomized clinical trial of order of administration. *J Clin Oncol.* 1984;2(7):756–761. doi:10.1200/JCO.1984.2.7.756

156. MacKintosh JF, Coates AS, Tattersall MHN, Swanson C. Chemotherapy of advanced head and neck cancer: Updated results of a randomized trial of the order of administration of sequential methotrexate and 5-fluorouracil. *Med Pediatr Oncol.* 1988;16(5):304–307. doi:10.1002/mpo.2950160503

157. Das JR, Fryar-Tita EB, Zhou Y, Green S, Southerland WM, Bowen D. Sequence-dependent administration of 5-fluorouracil maintains methotrexate antineoplastic activity in human estrogen-negative breast cancer and protects against methotrexate cytotoxicity in human bone marrow. *Anticancer Res.* 2007;27(6 B):3791–3799.

158. Čemazar M, Auersperg M, Ščančar J, Srebotnik Kirbiš I, Pogačnik A, Serša G. Schedule-dependent interaction between vinblastine and cisplatin in Ehrlich ascites tumors in mice. *J Pharmacol Exp Ther.* 2002;302(1):337–343. doi:10.1124/jpet.302.1.337

159. Tang WX, Cheng PY, Luo YP, Wang RX. Interaction between cisplatin, 5-fluorouracil and vincristine on human hepatoma cell line (7721). *World J Gastroenterol.* 1998;4(1–6):418–420. doi:10.3748/wjg.v4.i5.418

160. Lee K, Tanaka M, Kanamaru H, et al. In vitro antagonism between cisplatin and vinca alkaloids. *Br J Cancer.* 1989;59(1):36–41. doi:10.1038/bjc.1989.8

161. Royer I, Monsarrat B, Sonnier M, Wright M, Cresteil T. Metabolism of docetaxel by human cytochromes P450: Interactions with paclitaxel and other antineoplastic drugs. *Cancer Res.* 1996;56(1):58–65.

162. Kuroki M, Nakano S, Mitsugi K, et al. In vivo comparative therapeutic study of optimal administration of 5-fluorouracil and cisplatin using a newly established HST-1 human squamous-carcinoma cell line. *Cancer Chemother Pharmacol.* 1992;29(4):273–276. doi:10.1007/BF00685944

163. Cho H, Imada T, Oshima T, Shiozawa M, Rino Y, Takanashi Y. In-vitro effect of a combination of 5-fluorouracil (5-FU) and cisplatin (CDDP) on human gastric cancer cell lines: Timing of cisplatin treatment. *Gastric Cancer.* 2002;5(1):43–46. doi:10.1007/s101200200006

164. Esaki T, Nakano S, Tatsumoto T, et al. Inhibition by 5-Fluorouracil of cis-Diamminedichloroplatinum(II)-induced DNA Interstrand Cross-Link Removal in a HST-1 Human Squamous Carcinoma Cell Line. *Cancer Res.* 1992;52(23):6501–6506.

165. Palmeri S, Trave F, Russello O, Rustum YM. The Role of Drug Sequence in Therapeutic Selectivity of the Combination of 5-Fluorouracil and Cis-Platin. *Sel Cancer Ther.* 1989;5(4):169–177. doi:10.1089/sct.1989.5.169

166. Pratesi G, Gianni L, Manzotti C, Zunino F. Sequence dependence of the antitumor and toxic effects of 5-fluorouracil and cis-diamminedichloroplatinum combination on primary colon tumors in mice. *Cancer Chemother Pharmacol.* 1988;21(3):237–240. doi:10.1007/BF00262777

167. Peters GJ, Bergman AM, van Haperen Ruiz VW, Veerman G, Kuiper CM, Braakhuis BJ. Interaction between cisplatin and gemcitabine in vitro and in vivo. In: *Seminars in oncology.* Vol 22. ; 1995:72–79.

168. Bergman AM, Ruiz Van Haperen VWT, Veerman G, Kuiper CM, Peters GJ. Synergistic interaction between cisplatin and gemcitabine in vitro. *Clin Cancer Res.* 1996;2(3):521–530.

169. Voigt W, Bulankin A, Müller T, et al. Schedule-dependent antagonism of gemcitabine and cisplatin in human anaplastic thyroid cancer cell lines. *Clin Cancer Res.* 2000;6(5):2087–2093.

170. Tang Y, Wang Y, Teng X. Sequence-dependent effect of gemcitabine and cisplatin on A549 non-small-cell lung cancer cells. *Mol Med Rep.* 2013;8(1):221–226. doi:10.3892/mmr.2013.1495

171. Harita S, Watanabe Y, Kiura K, et al. Influence of altering administration sequence of docetaxel, gemcitabine and cisplatin in patients with advanced non-small cell lung cancer. *Anticancer Res.* 2006;26(2 B):1637–1641.

172. Galetta D, Gebbia V, Giotta F, et al. Gemcitabine and docetaxel every 2 weeks in advanced non-small cell lung cancer: A phase II study of the Gruppo Oncologico Italia Meridionale. *Lung Cancer.* 2002;38(1):79–84. doi:10.1016/S0169-5002(02)00174-5

173. De Castro J, Lorenzo A, Morales S, et al. Phase II study of a fixed dose-rate infusion of gemcitabine associated with docetaxel in advanced non-small-cell lung carcinoma. *Cancer Chemother Pharmacol.* 2005;55(2):197–202. doi:10.1007/s00280-004-0869-z

174. Leu KM, Ostruszka LJ, Shewach D, et al. Laboratory and clinical evidence of synergistic cytotoxicity of sequential treament with gemcitabine followed by docetaxel in the treatment of sarcoma. *J Clin Oncol.* 2004;22(9):1706–1712. doi:10.1200/JCO.2004.08.043

175. Zoli W, Ricotti L, Dal Susino M, et al. Docetaxel and gemcitabine activity in NSCLC cell lines and in primary cultures from human lung cancer. *Br J Cancer.* 1999;81(4):609–615. doi:10.1038/sj.bjc.6690737

176. Sothern RB, Lévi F, Haus E, Halberg F, Hrushesk WJM. Control of a murine plasmacytoma with doxorubicin-cisplatin: Dependence on circadian stage of treatment. *J Natl Cancer Inst.* 1989;81(2):135–145. doi:10.1093/jnci/81.2.135

177. Preiss R, Brovtsyn VK, Perevodchikova NI, et al. Effect of methotrexate on the pharmacokinetics and renal excretion of cisplatin. *Eur J Clin Pharmacol.* 1988;34(2):139–144. doi:10.1007/BF00614550

178. Ishida K, Ando N, Yamamoto S, Ide H, Shinoda M. Phase II study of cisplatin and 5-fluorouracil with concurrent radiotherapy in advanced squamous cell carcinoma of the esophagus: A Japan esophageal oncology group (JEOG)/Japan clinical oncology group trial (JCOG9516). *Jpn J Clin Oncol.* 2004;34(10):615–619. doi:10.1093/jjco/hyh107

179. Ho DH, Townsend L, Luna MA, Bodey GP. Distribution and inhibition of dihydrouracil dehydrogenase activities in human tissues using 5-fluorouracil as a substrate. *Anticancer Res.* 1986;6(4):781–784.

180. Falcone A, Allegrini G, Masi G, et al. 5-Fluorouracil administered as a 48-hour chronomodulated infusion in combination with leucovorin and cisplatin: A randomized phase II study in metastatic colorectal cancer. *Oncology.* 2001;61(1):28–35. doi:10.1159/000055349

181. Dahan L, Bonnetain F, Ychou M, et al. Combination 5-fluorouracil, folinic acid and cisplatin (LV5FU2-CDDP) followed by gemcitabine or the reverse sequence

in metastatic pancreatic cancer: Final results of a randomised strategic phase III trial (FFCD 0301). *Gut*. 2010;59(11):1527–1534. doi:10.1136/gut.2010.216135

182. Correale P, Cerretani D, Marsili S, et al. Gemcitabine increases systemic 5-fluorouracil exposure in advanced cancer patients. *Eur J Cancer*. 2003;39(11):1547–1551. doi:10.1016/S0959-8049(03)00361-7

183. Kroep JR, Giaccone G, Voorn DA, et al. Gemcitabine and Paclitaxel: Pharmacokinetic and Pharmacodynamic Interactions in Patients With Non–Small-Cell Lung Cancer. *J Clin Oncol*. 1999;17(7):2190–2197.

184. Van Moorsel CJA, Kroep JR, Pinedo HM, et al. Pharmacokinetic schedule finding study of the combination of gemcitabine and cisplatin in patients with solid tumors. *Ann Oncol*. 1999;10(4):441–448. doi:10.1023/A:1008301522349

185. De Lange SM, van Groeningen CJ, Kroep JR, et al. Phase II trial of cisplatin and gemcitabine in patients with advanced gastric cancer. *Ann Oncol*. 2004;15(3):484–488. doi:10.1093/annonc/mdh109

186. Kroep JR, Giaccone G, Tolis C, et al. Sequence dependent effect of paclitaxel on gemcitabine metabolism in relation to cell cycle and cytotoxicity in non-small-cell lung cancer cell lines. *Br J Cancer*. 2000;83(8):1069–1076. doi:10.1054/bjoc.2000.1399

187. De Pas T, De Braud F, Danesi R, et al. Phase I and pharmacologic study of weekly gemcitabine and paclitaxel in chemo-naive patients with advanced non-small-cell lung cancer. *Ann Oncol*. 2000;11(7):821–827. doi:10.1023/A:1008319923516

188. Fogli S, Danesi R, Braud F De, et al. Drug distribution and pharmacokinetic/pharmacodynamic relationship of paclitaxel and gemcitabine in patients with non-small-cell lung cancer. *Ann Oncol*. 2001;12(11):1553–1559. doi:10.1023/A:1013133415945

189. Li J, Juliar B, Yiannoutsos C, et al. Weekly paclitaxel and gemcitabine in advanced transitional-cell carcinoma of the urothelium: A phase II Hoosier Oncology Group study. *J Clin Oncol*. 2005;23(6):1185–1191. doi:10.1200/JCO.2005.05.089

190. Rowinsky EK, Gilbert MR, McGuire WP, et al. Sequences of taxol and cisplatin: A phase I and pharmacologic study. *J Clin Oncol*. 1991;9(9):1692–1703. doi:10.1200/JCO.1991.9.9.1692

191. Vanhoefer U, Harstrick A, Wilke H, et al. Schedule-dependent antagonism of paclitaxel and cisplatin in human gastric and ovarian carcinoma cell Lines in vitro. *Eur J Cancer*. 1995;31(1):92–97. doi:10.1016/0959-8049(94)00440-G

192. Milross CG, Peters LJ, Hunter NR, Mason KA, Milas L. Sequence-dependent antitumor activity of paclitaxel (taxol) and cisplatin in vivo. *Int J Cancer*. 1995;62(5):599–604. doi:10.1002/ijc.2910620518

193. Forastiere AA, Urba SG. Single-agent paclitaxel and paclitaxel plus ifosfamide in the treatment of head and neck cancer. *Semin Oncol*. 1995;22(3 Suppl 6):24–27.

194. Shen WC, Yang TS, Hsu HC, Chen JS. A phase II study of irinotecan in combination with cisplatin as second-line chemotherapy in patients with metastatic or locally advanced gastric cancer. *Chang Gung Med J*. 2011;34(6):590–598.

195. De Jonge MJA, Verweij J, De Bruijn P, et al. Pharmacokinetic, metabolic, and pharmacodynamic profiles in a dose- escalating study of irinotecan and cisplatin. *J Clin Oncol*. 2000;18(1):195–203. doi:10.1200/jco.2000.18.1.195

196. De Jonge MJA, Verweij J, Planting AST, et al. Drug-administration sequence does not change pharmacodynamics and kinetics of irinotecan and cisplatin. *Clin Cancer Res.* 1999;5(8):2012–2017.

197. Han JY, Lim HS, Lee DH, et al. Randomized phase II study of two opposite administration sequences of irinotecan and cisplatin in patients with advanced nonsmall cell lung carcinoma. *Cancer.* 2006;106(4):873–880. doi:10.1002/cncr.21668

198. Nakanishi Y, Takayama K, Wataya H, et al. Phase I study of weekly irinotecan combined with weekly cisplatin in patients with advanced solid tumors. *Chemotherapy.* 2002;48(4):205–210. doi:10.1159/000063866

199. Mendonça AB, Pereira ER, Magnago C, Barreto BMF, Goes TRP, Silva RMCRA. Sequenciamento de infusão de antineoplásicos: contribuições para a prática de enfermagem oncológica baseada em evidência. *Rev Eletrônica Enferm.* 2018;20(20):a51. doi:10.5216/ree.v20.52232

200. Kano Y, Akutsu M, Suzuki K, Yazawa Y, Tsunoda S. Schedule-dependent Interactions between Raltitrexed and Cisplatin in Human Carcinoma Cell Lines in vitro. *Japanese J Cancer Res.* 2000;91(4):424–432. doi:10.1111/j.1349-7006.2000.tb00962.x

201. Jackman AL, Kimbell R, Ford HER. Combination of raltitrexed with other cytotoxic agents: rationale and preclinical observations. *Eur J Cancer.* 1999;35(SUPPL. 1):S3–S8. doi:10.1016/S0959-8049(99)00041-6

202. Raymond E, Burris HA, Rowinsky EK, et al. Phase I study of daily times five topotecan and single injection of cisplatin in patients with previously untreated non-small-cell lung carcinoma. *Ann Oncol.* 1997;8(10):1003–1008. doi:10.1023/A:1008253314126

203. Rowinsky EK, Kaufmann SH, Baker SD, et al. Sequences of topotecan and cisplatin: Phase I, pharmacologic, and in vitro studies to examine sequence dependence. *J Clin Oncol.* 1996;14(12):3074–3084. doi:10.1200/JCO.1996.14.12.3074

204. de Jonge MJA, Loos WJ, Gelderblom H, et al. Phase I pharmacologic study of oral topotecan and intravenous cisplatin: Sequence-dependent hematologic side effects. *J Clin Oncol.* 2000;18(10):2104–2115. doi:10.1200/JCO.2000.18.10.2104

205. Li XL, Yi SQ, Xu JM, et al. The sequence-dependent cytotoxic effect of trastuzumab in combination with 5-fluorouracil or cisplatin on gastric cancer cell lines. *Cancer Invest.* 2010;28(10):1038–1047. doi:10.3109/07357907.2010.483512

206. Leveque D, Jehl F, Quoix E, Breillout F. Clinical pharmacokinetics of vinorelbine alone and combined with cisplatin. *J Clin Pharmacol.* 1992;32(12):1096–1098. doi:10.1177/009127009203201206

207. Kemena A, Gandhi V, Shewach DS, Keating M, Plunkett W. Inhibition of fludarabine metabolism by arabinosylcytosine during therapy. *Cancer Chemother Pharmacol.* 1992;31(3):193–199. doi:10.1007/BF00685547

208. Gandhi V, Kemena A, Keating MJ, Plunkett W. Fludarabine Infusion Potentiates Arabinosylcytosine Metabolism in Lymphocytes of Patients with Chronic Lymphocytic Leukemia. *Cancer Res.* 1992;52(4):897–903.

209. Prébet T, Ducastelle S, Debotton S, et al. A phase II study of intensive chemotheraphy with fludarabine, cytarabine, and mitoxantrone in P glycoprotein-negative high-risk myelodysplastic syndromes. *Hematol J.* 2004;5(3):209–215. doi:10.1038/sj.thj.6200363

210. Avramis VI, Wiersma S, Krailo MD, et al. Pharmacokinetic and pharmacodynamic studies of fludarabine and cytosine arabinoside administered as loading boluses followed by continuous infusions after a phase I/II study in pediatric patients with relapsed leukemias. *Clin Cancer Res.* 1998;4(1):45–52.

211. Crews KR, Gandhi V, Srivastava DK, et al. Interim comparison of a continuous infusion versus a short daily infusion of cytarabine given in combination with cladribine for pediatric acute myeloid leukemia. *J Clin Oncol.* 2002;20(20):4217–4224. doi:10.1200/JCO.2002.10.006

212. Gandhi V, Estey E, Du M, Nowak B, Keating MJ, Plunkett W. Fludarabine during Myelogenous of Cytarabine Factor by Granulocyte-Colony-stimulating of Acute. *Clin Cancer Res.* 1995;1(February):169–178.

213. Gandhi V, Estey E, Keating MJ, Plunkett W. Fludarabine potentiates metabolism of cytarabine in patients with acute myelogenous leukemia during therapy. *J Clin Oncol.* 1993;11(1):116–124. doi:10.1200/JCO.1993.11.1.116

214. Vidarsson B, Abonour R, Williams EC, et al. Fludarabine and cytarabine as a sequential infusion regimen for treatment of adults with recurrent, refractory or poor prognosis acute leukemia. *Leuk Lymphoma.* 2001;41(3–4):321–331. doi:10.3109/10428190109057986

215. Losa R, Fra J, López-Pousa A, et al. Phase II study with the combination of gemcitabine and DTIC in patients with advanced soft tissue sarcomas. *Cancer Chemother Pharmacol.* 2007;59(2):251–259. doi:10.1007/s00280-006-0263-0

216. Rizzuto I, Ghazaly E, Peters GJ. Pharmacological factors affecting accumulation of gemcitabine's active metabolite, gemcitabine triphosphate. *Pharmacogenomics.* 2017;18(9):911–925. doi:10.2217/pgs-2017-0034

217. Colleoni GWB. Tratamento de primeira linha no Mieloma Múltiplo. *Rev Bras Hematol Hemoter.* 2007;29(1):31–35. doi:10.1590/S1516-84842007000100008

218. Holmes F, Rowinsky E. Pharmacokinetic profiles of doxorubicin in combination with taxanes. *Semin Oncol.* 2001;28(4):8–14. doi:10.1016/S0093-7754(01)90194-0

219. Holmes F, Rowinsky E. Pharmacokinetic profiles of doxorubicin in combination with taxanes. *Semin Oncol.* 2001;28(4):8–14. doi:10.1016/S0093-7754(01)90194-0

220. Itoh K, Sasaki Y, Fujii H, et al. Study of dose escalation and sequence switching of administration of the combination of docetaxel and doxorubicin in advanced breast cancer. *Clin Cancer Res.* 2000;6(10):4082–4090.

221. Dumez H, Louwerens M, Pawinsky A, et al. The impact of drug administration sequence and pharmacokinetic interaction in a phase I study of the combination of docetaxel and gemcitabine in patients with advanced solid tumors. *Anticancer Drugs.* 2002;13(6):583–593. doi:10.1097/00001813-200207000-00004

222. Bhargava P, Marshall JL, Fried K, et al. Phase I and pharmacokinetic study of two sequences of gemcitabine and docetaxel administered weekly to patients with advanced cancer. *Cancer Chemother Pharmacol.* 2001;48(2):95–103. doi:10.1007/s002800100317

223. Mahaffey CM, Davies AM, Lara PN, et al. Schedule-dependent apoptosis in K-ras mutant non-small-cell lung cancer cell lines treated with docetaxel and erlotinib: Rationale for pharmacodynamic separation. *Clin Lung Cancer.* 2007;8(9):548–553. doi:10.3816/CLC.2007.n.041

224. Saigal B, Glisson BS, Johnson FM. Dose-dependent and sequence-dependent cytotoxicity of erlotinib and docetaxel in head and neck squamous cell carcinoma. *Anticancer Drugs*. 2008;19(5):465–475. doi:10.1097/CAD.0b013e3282fc46c4

225. Furugaki K, Iwai T, Shirane M, Kondoh K, Moriya Y, Mori K. Schedule-dependent antitumor activity of the combination with erlotinib and docetaxel in human non-small cell lung cancer cells with EGFR mutation, KRAS mutation or both wild-type EGFR and KRAS. *Oncol Rep*. 2010;24(5):1141–1146. doi:10.3892/or_00000965

226. Furugaki K, Iwai T, Shirane M, Kondoh K, Moriya Y, Mori K. Schedule-dependent antitumor activity of the combination with erlotinib and docetaxel in human non-small cell lung cancer cells with EGFR mutation, KRAS mutation or both wild-type EGFR and KRAS. *Oncol Rep*. 2010;24(5):1141–1146. doi:10.3892/or_00000965

227. Sandström M, Simonsen LE, Freijs A, Karlsson MO. The pharmacokinetics of epirubicin and docetaxel combination in rats. *Cancer Chemother Pharmacol*. 1999;44(6):469–474. doi:10.1007/s002800051120

228. Lunardi G, Venturini M, Vannozzi MO, et al. Influence of alternate sequences of epirubicin and docetaxel on the pharmacokinetic behaviour of both drugs in advanced breast cancer. *Ann Oncol*. 2002;13(2):280–285. doi:10.1093/annonc/mdf016

229. Ichinose I, Hamada Y, Mitsuyama S, et al. Dose escalation study of epirubicin and docetaxel in patients with advanced or recurrent breast cancer. *Chemotherapy*. 2008;54(5):379–385. doi:10.1159/000151705

230. Trudeau M, Pagani O. Epirubicin in combination with the taxanes. In: *Seminars in Oncology*. Vol 28. ; 2001:41–50. doi:10.1053/sonc.2001.26437

231. Hervonen P, Jekunen A, Lefebvre P, Kellokumpu-Lehtinen P. Docetaxel-ifosfamide combination chemotherapy in patients with metastatic hormone-refractory prostate cancer: a phase I pharmacokinetic study. *Int J Clin Pharmacol Res*. 2003;23(1):1–7. http://www.ncbi.nlm.nih.gov/pubmed/14621067.

232. Schrijvers D, Pronk L, Highley M, et al. Pharmacokinetics of Ifosfamide Are Changed by Combination With Docetaxel. *Am J Clin Oncol Cancer Clin Trials*. 2000;23(4):358–363. doi:10.1097/00000421-200008000-00010

233. Bleickardt E, Argiris A, Rich R, et al. Phase I dose escalation trial of weekly docetaxel plus irinotecan in patients with advanced cancer. *Cancer Biol Ther*. 2002;1(6):646–650. doi:10.4161/cbt.314

234. Couteau C, Risse M-L, Ducreux M, et al. Phase I and Pharmacokinetic Study of Docetaxel and Irinotecan in Patients With Advanced Solid Tumors. *J Clin Oncol*. 2000;18(20):3545–3552. doi:10.1200/JCO.2000.18.20.3545

235. Masuda N, Negoro S, Kudoh S, et al. Phase I and Pharmacologic Study of Docetaxel and Irinotecan in Advanced Non–Small-Cell Lung Cancer. *J Clin Oncol*. 2000;18(16):2996–3003. doi:10.1200/JCO.2000.18.16.2996

236. Font A, Sanchez JM, Rosell R, et al. Phase I study of weekly CPT-11 (irinotecan)/docetaxel in patients with advanced solid tumors. *Lung Cancer*. 2002;37(2):213–218. doi:10.1016/S0169-5002(02)00081-8

237. Stathopoulos GP, Tsavdaridis D, Malamos NA, et al. Irinotecan combined with docetaxel in pre-treated metastatic breast cancer patients: A phase II study. *Cancer Chemother Pharmacol*. 2005;56(5):487–491. doi:10.1007/s00280-005-1006-3

238. Pectasides D, Pectasides M, Farmakis D, et al. Comparison of docetaxel and docetaxel-irinotecan combination as second-line chemotherapy in advanced non-small-cell lung cancer: A randomized phase II trial. *Ann Oncol.* 2005;16(2):294–299. doi:10.1093/annonc/mdi053

239. Adjei AA, Klein CE, Kastrissios H, et al. Phase I and pharmacokinetic study of irinotecan and docetaxel in patients with advanced solid tumors: Preliminary evidence of clinical activity. *J Clin Oncol.* 2000;18(5):1116–1123. doi:10.1200/jco.2000.18.5.1116

240. Albert Yeh Y, Olah E, Jason Wendel J, Sledge GW. Synergistic action of taxol with tiazofurin and methotrexate in human breast cancer cells: Schedule-dependence. *Life Sci.* 1994;54(24):PL431–PL435. doi:10.1016/0024-3205(94)90152-X

241. Sparreboom A, Loos WJ, Nooter K, Stoter G, Verweij J. Liquid chromatographic analysis and preliminary pharmacokinetics of methotrexate in cancer patients cotreated with docetaxel. *J Chromatogr B Biomed Sci Appl.* 1999;735(1):111–119. doi:10.1016/S0378-4347(99)00387-4

242. Louwerens M, Smorenburg C, Sparreboom A, Loos WJ, Verweij J, De Wit R. Phase I pharmacokinetic and sequence finding study of the combination of docetaxel and methotrexate in patients with solid tumours. *Eur J Cancer.* 2002;38(4):497–504. doi:10.1016/S0959-8049(01)00386-0

243. Kano Y, Tanaka M, Akutsu M, et al. Schedule-dependent synergism and antagonism between pemetrexed and docetaxel in human lung cancer cell lines in vitro. *Cancer Chemother Pharmacol.* 2009;64(6):1129–1137. doi:10.1007/s00280-009-0974-0

244. Posey JA, Wang H, Hamilton JE, et al. Phase-I dose escalation and sequencing study of docetaxel and continuous infusion topotecan in patients with advanced malignancies. *Cancer Chemother Pharmacol.* 2005;56(2):182–188. doi:10.1007/s00280-004-0925-8

245. Zamboni WC, Egorin MJM, Van Echo DAV, et al. Pharmacokinetic and pharmacodynamic study of the combination of docetaxel and topotecan in patients with solid tumors. *J Clin Oncol.* 2000;18(18):3288–3294. doi:10.1200/JCO.2000.18.18.3288

246. Dubey S, Hutson P, Alberti D, et al. Phase I study of docetaxel and topotecan in patients with advanced malignancies. *J Oncol Pharm Pract.* 2005;11(4):131–138. doi:10.1191/1078155205jp161oa

247. Tkaczuk KH, Zamboni WC, Tait NS, et al. Phase I study of docetaxel and topotecan in patients with solid tumors. *Cancer Chemother Pharmacol.* 2000;46(6):442–448. doi:10.1007/s002800000180

248. Ishmael DR, Liu H, Nordquist JA, Nordquist RE, Chen WR. Phase I trial of concurrent administration of topotecan and docetaxel for cancer treatment. *J Appl Res.* 2005;5(1):53–60.

249. Fumoleau P, Féty R, Delecroix V, Perrocheau G, Azli N. Docetaxel combined with vinorelbine: Phase I results and new study designs. *Oncology.* 1997;11(6 SUPPL.):29–31.

250. Airoldi M, Cattel L, Passera R, Pedani F, Milla P, Zanon C. Gemcitabine and oxaliplatin in patients with pancreatic adenocarcinoma: Clinical and pharmacokinetic data. *Pancreas.* 2006;32(1):44–50. doi:10.1097/01.mpa.0000191649.47667.06

251. Airoldi M, Cattel L, Marchionatti S, et al. Docetaxel and vinorelbine in recurrent head and neck cancer: Pharmacokinetic and clinical results. *Am J Clin Oncol Cancer Clin Trials.* 2003;26(4):378–381. doi:10.1097/00000421-200308000-00015

252. Cattel L, Recalenda V, Airoldi M, et al. A sequence-dependent combination of docetaxel and vinorelbine: Pharmacokinetic interactions. *Farmaco.* 2001;56(10):779–784. doi:10.1016/S0014-827X(01)01138-7

253. Delord JP, Dalenc F, Pinguet F, et al. A phase I dose-escalating and pharmacokinetic study of docetaxel and vinorelbine as first-line chemotherapy for metastatic breast cancer. *Oncology.* 2008;72(5–6):322–325. doi:10.1159/000113055

254. Zupi G, Scarsella M, D'Angelo C, et al. Potentiation of the antitumoral activity of gemcitabine and paclitaxel in combination on human breast cancer cells. *Cancer Biol Ther.* 2005;4(8):866–871. doi:10.4161/cbt.4.8.1895

255. Venturini M, Lunardi G, Del Mastro L, et al. Sequence effect of epirubicin and paclitaxel treatment on pharmacokinetics and toxicity. *J Clin Oncol.* 2000;18(10):2116–2125. doi:10.1200/JCO.2000.18.10.2116

256. Focan C, Graas MP, Beauduin M, et al. Sequential administration of epirubicin and paclitaxel for advanced breast cancer. A phase I randomised trial. *Anticancer Res.* 2005;25(2 B):1211–1217.

257. Seminara P, Pastore C, Iascone C, et al. Mitomycin C and etoposide in advanced colorectal carcinoma: A clinical and in vitro experience that focuses the problem of schedule dependence in combination therapy. *Chemotherapy.* 2007;53(3):218–225. doi:10.1159/000100872

258. Kano Y, Akutsu M, Suzuki K, Mori K, Yazawa Y, Tsunoda S. Schedule-dependent interactions between paclitaxel and etoposide in human carcinoma cell lines in vitro. *Cancer Chemother Pharmacol.* 1999;44(5):381–388. doi:10.1007/s002800050993

259. Perez EA, Buckwalter CA. Sequence-dependent cytotoxicity of etoposide and paclitaxel in human breast and lung cancer cell lines. *Cancer Chemother Pharmacol.* 1998;41(6):448–452. doi:10.1007/s002800050765

260. Felip E, Massuti B, Camps C, et al. Superiority of sequential versus concurrent administration of paclitaxel with etoposide in advanced non-small cell lung cancer: Comparison of two phase II trials. *Clin Cancer Res.* 1998;4(11):2723–2728.

261. Fleming GF, Roth BJ, Baker SD, et al. Phase I trial of paclitaxel and etoposide for recurrent ovarian carcinoma: A gynecologic oncology group study. *Am J Clin Oncol Cancer Clin Trials.* 2000;23(6):609–613. doi:10.1097/00000421-200012000-00017

262. Bonner JA, Kozelsky TF. The significance of the sequence of administration of topotecan and etoposide. *Cancer Chemother Pharmacol.* 1996;39(1–2):109–112. doi:10.1007/s002800050545

263. Hammond LA, Eckardt JR, Ganapathi R, et al. A phase I and translational study of sequential administration of the topoisomerase I and II inhibitors topotecan and etoposide. *Clin Cancer Res.* 1998;4(6):1459–1467.

264. Crump M, Lipton J, Hedley D, et al. Phase trial of sequential topotecan followed by etoposide in adults with myeloid leukemia: A National Cancer Institute of Canada Clinical Trials Group study. *Leukemia.* 1999;13(3):343–347. doi:10.1038/sj.leu.2401308

265. Miller AA, Niell HB. Phase I and pharmacologic study of sequential topotecan, carboplatin, and etoposide. *Lung Cancer.* 2001;33(2–3):241–248. doi:10.1016/S0169-5002(00)00246-4

266. Miller AA, Al Omari A, Murry DJ, Case D. Phase I and pharmacologic study of sequential topotecan-carboplatin-etoposide in patients with extensive stage small cell lung cancer. *Lung Cancer.* 2006;54(3):379–385. doi:10.1016/j.lungcan.2006.07.010

267. Huisman C, Postmus PE, Giaccone G, Smit EF. A phase I study of sequential intravenous topotecan and etoposide in lung cancer patients. *Ann Oncol.* 2001;12(11):1567–1573. doi:10.1023/A:1013171928472

268. Jackson Jr. DV, Long TR, Rice DG, Morgan TM. Combination vincristine and VP-16-213: evaluation of drug sequence. *Cancer Biochem Biophys.* 1986;8(4):265–275.

269. Jackson DV, Cruz JM, White DR, Muss HB, Chauvenet AR. Combination high-dose etoposide and vincristine infusion. *Invest New Drugs.* 1990;8(1 Supplement):59–64. doi:10.1007/BF00171985

270. Wang W, Hu Z, Huang Y, et al. Pretreatment with gemcitabine/5-fluorouracil enhances the cytotoxicity of trastuzumab to HER2-negative human gallbladder cancer cells in vitro and in vivo. *Biomed Res Int.* 2019;2019. doi:10.1155/2019/9205851

271. Mans DRA, Grivicich I, Peters GJ, Schwartsmann G. Sequence-dependent growth inhibition and DNA damage formation by the irinotecan-5-fluorouracil combination in human colon carcinoma cell lines. *Eur J Cancer.* 1999;35(13):1851–1861. doi:10.1016/S0959-8049(99)00222-1

272. Toiyama Y, Tanaka K, Konishi N, et al. Administration sequence-dependent antitumor effects of paclitaxel and 5-fluorouracil in the human gastric cancer cell line MKN45. *Cancer Chemother Pharmacol.* 2006;57(3):368–375. doi:10.1007/s00280-005-0057-9

273. Grem JL, Nguyen D, Monahan BP, Kao V, Geoffroy FJ. Sequence-dependent antagonism between fluorouracil and paclitaxel in human breast cancer cells. *Biochem Pharmacol.* 1999;58(3):477–486. doi:10.1016/S0006-2952(99)00099-4

274. Hitt R, Paz-Ares L, Brandáriz A, et al. Induction chemotherapy with paclitaxel, cisplatin and 5-fluorouracil for squamous cell carcinoma of the head and neck: Long-term results of a phase II trial. *Ann Oncol.* 2002;13(10):1665–1673. doi:10.1093/annonc/mdf268

275. Im CK, Jeung HC, Rha SY, et al. A phase II study of paclitaxel combined with infusional 5-fluorouracil and low-dose leucovorin for advanced gastric cancer. *Cancer Chemother Pharmacol.* 2008;61(2):315–321. doi:10.1007/s00280-007-0508-6

276. Kano Y, Akutsu M, Tsunoda S, et al. Schedule-dependent synergism and antagonism between pemetrexed and paclitaxel in human carcinoma cell lines in vitro. *Cancer Chemother Pharmacol.* 2004;54(6):505–513. doi:10.1007/s00280-004-0839-5

277. Avallone A, Di Gennaro E, Bruzzese F, et al. Synergistic antitumour effect of raltitrexed and 5-fluorouracil plus folinic acid combination in human cancer cells. *Anticancer Drugs.* 2007;18(7):781–791. doi:10.1097/CAD.0b013e32809ef9b7

278. Schwartz GK, Bertino J, Kemeny N, et al. Phase I trial of sequential raltitrexed followed by bolus 5-fluorouracil in patients with advanced colorectal cancer. *Anticancer Drugs.* 2004;15(3):219–227. doi:10.1097/00001813-200403000-00005

279. Avallone A, Delrio P, Guida C, et al. Biweekly oxaliplatin, raltitrexed, 5-fluorouracil and folinic acid combination chemotherapy during preoperative radiation therapy for locally advanced rectal cancer: A phase I-II study. *Br J Cancer.* 2006;94(12):1809–1815. doi:10.1038/sj.bjc.6603195

280. Kozuch P. Irinotecan Combined with Gemcitabine, 5-Fluorouracil, Leucovorin, and Cisplatin (G-FLIP) is an Effective and Noncrossresistant Treatment for Chemotherapy Refractory Metastatic Pancreatic Cancer. *Oncologist.* 2001;6(6):488–495. doi:10.1634/theoncologist.6-6-488

281. Ramnath N, Yu J, Khushalani NI, et al. Scheduled administration of low dose irinotecan before gemcitabine in the second line therapy of non-small cell lung cancer: A phase II study. *Anticancer Drugs.* 2008;19(7):749–752. doi:10.1097/CAD.0b013e328301c54f

282. Goel A, Grossbard ML, Malamud S, et al. Pooled efficacy analysis from a phase I-II study of biweekly irinotecan in combination with gemcitabine, 5-fluorouracil, leucovorin and cisplatin in patients with metastatic pancreatic cancer. *Anticancer Drugs.* 2007;18(3):263–271. doi:10.1097/CAD.0b013e3280121334

283. Jiang X, Galettis P, Links M, Mitchell PL, McLachlan AJ. Population pharmacokinetics of gemcitabine and its metabolite in patients with cancer: Effect of oxaliplatin and infusion rate. *Br J Clin Pharmacol.* 2008;65(3):326–333. doi:10.1111/j.1365-2125.2007.03040.x

284. Theodossiou C, Cook JA, Fisher J, et al. Interaction of gemcitabine with paclitaxel and cisplatin in human tumor cell lines. *Int J Oncol.* 1998;12(4):825–832. doi:10.3892/ijo.12.4.825

285. Bhatia S, Hanna N, Ansari R, et al. A phase II study of weekly gemcitabine and paclitaxel in patients with previously untreated stage IIIb and IV non-small cell lung cancer. *Lung Cancer.* 2002;38(1):73–77. doi:10.1016/S0169-5002(02)00145-9

286. Poole CJ, Perren T, Gawande S, et al. Optimized sequence of drug administration and schedule leads to improved dose delivery for gemcitabine and paclitaxel in combination: A phase I trial in patients with recurrent ovarian cancer. *Int J Gynecol Cancer.* 2006;16(2):507–514. doi:10.1111/j.1525-1438.2006.00466.x

287. Oliveras-Ferraros C, Vazquez-Martin A, Colomer R, De Llorens R, Brunet J, Menendez JA. Sequence-dependent synergism and antagonism between paclitaxel and gemcitabine in breast cancer cells: The importance of scheduling. *Int J Oncol.* 2008;32(1):113–120. doi:10.3892/ijo.32.1.113

288. Adjei AA. Clinical studies of pemetrexed and gemcitabine combinations. *Ann Oncol.* 2006;17(SUPPL. 5):29–32. doi:10.1093/annonc/mdj946

289. Ma CX, Nair S, Thomas S, et al. Randomized phase II trial of three schedules of pemetrexed and gemcitabine as front-line therapy for advanced non-small-cell lung cancer. *J Clin Oncol.* 2005;23(25):5929–5937. doi:10.1200/JCO.2005.13.953

290. Toner LE, Vrhovac R, Smith EA, et al. The schedule-dependent effects of the novel antifolate pralatrexate and gemcitabine are superior to methotrexate and cytarabine in models of human non-hodgkin's lymphoma. *Clin Cancer Res.* 2006;12(3 I):924–932. doi:10.1158/1078-0432.CCR-05-0331

291. Czejka M, Ostermann E, Muric L, Heinz D, Schueller J. Pharmacokinetics of gemcitabine combined with trastuzumab in patients with advanced breast cancer. *Onkologie.* 2005;28(6–7):318–322. doi:10.1159/000085596

292. Dileo P, Morgan JA, Zahrieh D, et al. Gemcitabine and vinorelbine combination chemotherapy for patients with advanced soft tissue sarcomas: Results of a phase II trial. *Cancer.* 2007;109(9):1863–1869. doi:10.1002/cncr.22609

293. Stemmler HJ, Digioia D, Freier W, et al. Randomised phase II trial of gemcitabine plus vinorelbine vs gemcitabine plus cisplatin vs gemcitabine plus capecitabine in patients with pretreated metastatic breast cancer. *Br J Cancer.* 2011;104(7):1071–1078. doi:10.1038/bjc.2011.86

294. Juergens R, Brahmer J, Ettinger D. Gemcitabine and vinorelbine in recurrent advanced non-small cell lung cancer: Sequence does matter. *Cancer Chemother Pharmacol.* 2007;59(5):621–629. doi:10.1007/s00280-006-0304-8

295. Cattel L, Airoldi M, Passera R, Cagliero E, Stella B, Goffredo F. Gemcitabine plus vinorelbine chemotherapy regimens: A pharmacokinetic study of alternate administration sequences. *Pharm World Sci.* 2004;26(4):238–241. doi:10.1023/B:-PHAR.0000035884.89280.8c

296. Siu LL, Moore MJ. Use of mesna to prevent ifosfamide-induced urotoxicity. *Support Care Cancer.* 1998;6(2):144–154. doi:10.1007/s005200050149

297. Klaassen U, Harstrick A, Schleucher N, et al. Activity- and schedule-dependent interactions of paclitaxel, etoposide and hydroperoxy-ifosfamide in cisplatin-sensitive and -refractory human ovarian carcinoma cell lines. *Br J Cancer.* 1996;74(2):224–228. doi:10.1038/bjc.1996.341

298. Kosmas C, Tsavaris NB, Polyzos A, Malamos NA, Katsikas M, Antonopoulos MJ. Phase I study of dose-escalated paclitaxel, ifosfamide, and cisplatin (PIC) combination chemotherapy in advanced solid tumours. *Br J Cancer.* 2000;82(2):300–307. doi:10.1054/bjoc.1999.0919

299. Klaassen U, Harstrick A, Strumberg D, Wilke H, Seeber S. Paclitaxel plus ifosfamide in advanced ovarian cancer: results of a phase I study. *Anticancer Drugs.* 1998;9(4):359–361.

300. Hoffman PC, Masters GA, Drinkard LC, et al. Ifosfamide plus paclitaxel in advanced non-small-cell lung cancer: A phase I study. *Ann Oncol.* 1996;7(3):314–316. doi:10.1093/oxfordjournals.annonc.a010578

301. Masters GA, Hoffman PC, Hsieh A, et al. Phase I study of vinorelbine and ifosfamide in advanced non-small-cell lung cancer. *J Clin Oncol.* 1997;15(3):884–892. doi:10.1200/JCO.1997.15.3.884

302. Arnould S, Guichard S, Hennebelle I, Cassar G, Bugat R, Canal P. Contribution of apoptosis in the cytotoxicity of the oxaliplatin-irinotecan combination in the HT29 human colon adenocarcinoma cell line. *Biochem Pharmacol.* 2002;64(8):1215–1226. doi:10.1016/S0006-2952(02)01291-1

303. Gil-Delgado MA, Bastian G, Guinet F, et al. Oxaliplatin plus irinotecan and FU-FOL combination and pharmacokinetic analysis in advanced colorectal cancer patients. *Am J Clin Oncol Cancer Clin Trials.* 2004;27(3):294–298. doi:10.1097/01.COC.0000071383.39986.A4

304. Dodds HM, Bishop JF, Rivory LP. More about: Irinotecan-related cholinergic syndrome induced by coadministration of oxaliplatin. *J Natl Cancer Inst.* 1999;91(1):91–92. doi:10.1093/jnci/91.1.91a

305. Murren JR, Peccerillo K, DiStasio SA, et al. Dose escalation and pharmacokinetic study of irinotecan in combination with paclitaxel in patients with advanced cancer. *Cancer Chemother Pharmacol.* 2000;46(1):43–50. doi:10.1007/s002800000115

306. Kasai T, Oka M, Soda H, et al. Phase I and pharmacokinetic study of paclitaxel and irinotecan for patients with advanced non-small cell lung cancer. *Eur J Cancer*. 2002;38(14):1871–1878. doi:10.1016/S0959-8049(02)00231-9

307. Hotta K, Ueoka H, Kiura K, et al. A phase I study and pharmacokinetics of irinotecan (CPT-11) and paclitaxel in patients with advanced non-small cell lung cancer. *Lung Cancer*. 2004;45(1):77–84. doi:10.1016/j.lungcan.2004.01.001

308. Aschele C, Baldo C, Sobrero AF, Debernardis D, Bornmann WG, Bertino JR. Schedule-dependent synergism between raltitrexed and irinotecan in human colon cancer cells in vitro. *Clin Cancer Res*. 1998;4(5):1323–1330.

309. Ford HER, Cunningham D, Ross PJ, et al. Phase I study of irinotecan and raltitrexed in patients with advanced gastrointestinal tract adenocarcinoma. *Br J Cancer*. 2000;83(2):146–152. doi:10.1054/bjoc.2000.1192

310. Aparicio J, De Las Peñas R, Vicent JM, et al. Multicenter phase I study of irinotecan plus raltitrexed in patients with 5-fluorouracil-refractory advanced colorectal cancer. *Oncology*. 2002;63(1):42–47. doi:10.1159/000065719

311. Stevenson JP, Redlinger M, Kluijtmans LAJ, et al. Phase I clinical and pharmacogenetic trial of irinotecan and raltitrexed administered every 21 days to patients with cancer. *J Clin Oncol*. 2001;19(20):4081–4087. doi:10.1200/JCO.2001.19.20.4081

312. Cos J, Bellmunt J, Soler C, et al. Comparative study of sequential combinations of paclitaxel and methotrexate on a human bladder cancer cell line. *Cancer Invest*. 2000;18(5):429–435. doi:10.3109/07357900009032814

313. Huber MH, Lee JS, Newman RA, et al. A phase I investigation of the sequential use of methotrexate and paclitaxel with and without G-CSF for the treatment of solid tumors. *Ann Oncol*. 1996;7(1):59–63. doi:10.1093/oxfordjournals.annonc.a010479

314. Bekaii-Saab TS, Liu J, Chan KK, et al. A phase i and pharmacokinetic study of weekly oxaliplatin followed by paclitaxel in patients with solid tumors. *Clin Cancer Res*. 2008;14(11):3434–3440. doi:10.1158/1078-0432.CCR-07-4903

315. Liu J, Kraut E, Bender J, et al. Pharmacokinetics of oxaliplatin (NSC 266046) alone and in combination with paclitaxel in cancer patients. *Cancer Chemother Pharmacol*. 2002;49(5):367–374. doi:10.1007/s00280-002-0426-6

316. Winegarden JD, Mauer AM, Otterson GA, et al. A phase II study of oxaliplatin and paclitaxel in patients with advanced non-small-cell lung cancer. *Ann Oncol*. 2004;15(6):915–920. doi:10.1093/annonc/mdh215

317. Feliu J, Castáon C, Salud A, et al. Phase II randomised trial of raltitrexed-oxaliplatin vs raltitrexed-irinotecan as first-line treatment in advanced colorectal cancer. *Br J Cancer*. 2005;93(11):1230–1235. doi:10.1038/sj.bjc.6602860

318. Fizazi K, Ducreux M, Ruffié P, et al. Phase I, dose-finding, and pharmacokinetic study of raltitrexed combined with oxaliplatin in patients with advanced cancer. *J Clin Oncol*. 2000;18(11):2293–2300. doi:10.1200/JCO.2000.18.11.2293

319. Cascinu S, Graziano F, Ferraù F, et al. Raltitrexed plus oxaliplatin (TOMOX) as first-line chemotherapy for metastatic colorectal cancer. A phase ii study of the italian group for the study of gastrointestinal tract carcinomas (GISCAD). *Ann Oncol*. 2002;13(5):716–720. doi:10.1093/annonc/mdf091

320. Seitz J-F, Bennouna J, Paillot B, et al. Multicenter non-randomized phase II study of raltitrexed (Tomudex) and oxaliplatin in non-pretreated metastatic colorectal cancer patients. *Ann Oncol*. 2002;13(7):1072–1079. doi:10.1093/annonc/mdf183

138 • Capítulo 5

321. Stathopoulos GP, Dimitroulis J, Toubis M, et al. Pemetrexed combined with paclitaxel in patients with advanced or metastatic non-small-cell lung cancer: A phase I-II trial. *Lung Cancer.* 2007;57(1):66–71. doi:10.1016/j.lungcan.2007.02.003

322. Ueda S, Satoh T, Gotoh M, Gao L, Doi T. A Phase Ib Study of Safety and Pharmacokinetics of Ramucirumab in Combination With Paclitaxel in Patients With Advanced Gastric Adenocarcinomas. *Oncologist.* 2015;20(5):493–494. doi:10.1634/theoncologist.2014-0440

323. Chow LQM, Smith DC, Tan AR, et al. Lack of pharmacokinetic drug–drug interaction between ramucirumab and paclitaxel in a phase II study of patients with advanced malignant solid tumors. *Cancer Chemother Pharmacol.* 2016;78(2):433–441. doi:10.1007/s00280-016-3098-3

324. Camidge DR, Berge EM, Doebele RC, et al. A phase II, open-label study of ramucirumab in combination with paclitaxel and carboplatin as first-line therapy in patients with stage IIIB/IV non-small-cell lung cancer. *J Thorac Oncol.* 2014;9(10):1532–1539. doi:10.1097/JTO.0000000000000273

325. Lee S, Yang W, Lan KH, et al. Enhanced sensitization to Taxol-induced apoptosis by herceptin pretreatment in ErbB2-overexpressing breast cancer cells. *Cancer Res.* 2002;62(20):5703–5710.

326. Leyland-Jones B, Gelmon K, Ayoub JP, et al. Pharmacokinetics, safety, and efficacy of trastuzumab administered every three weeks in combination with paclitaxel. *J Clin Oncol.* 2003;21(21):3965–3971. doi:10.1200/JCO.2003.12.109

327. Andersson M, López Vega JM, Petit T, et al. Efficacy and Safety of Pertuzumab and Trastuzumab Administered in a Single Infusion Bag, Followed by Vinorelbine: VELVET Cohort 2 Final Results. *Oncologist.* 2017;22(10):1160–1168. doi:10.1634/theoncologist.2017-0079

328. Richard S, Selle F, Lotz JP, Khalil A, Gligorov J, Grazziotin-Soares D. Pertuzumab and trastuzumab: The rationale way to synergy. *An Acad Bras Cienc.* 2016;88:565–577. doi:10.1590/0001-3765201620150178

329. Nahta R, Hung MC, Esteva FJ. The HER-2-Targeting Antibodies Trastuzumab and Pertuzumab Synergistically Inhibit the Survival of Breast Cancer Cells. *Cancer Res.* 2004;64(7):2343–2346. doi:10.1158/0008-5472.CAN-03-3856

330. Scheuer W, Friess T, Burtscher H, Bossenmaier B, Endl J, Hasmann M. Strongly enhanced antitumor activity of trastuzumab and pertuzumab combination treatment on HER2-positive human xenograft tumor models. *Cancer Res.* 2009;69(24):9330–9336. doi:10.1158/0008-5472.CAN-08-4597

331. Cortés J, Swain SM, Kudaba I, et al. Absence of pharmacokinetic drug-drug interaction of pertuzumab with trastuzumab and docetaxel. *Anticancer Drugs.* 2013;24(10):1084–1092. doi:10.1097/CAD.0000000000000016

Índice Remissivo

Obs.: números em **negrito** indicam quadros e tabelas.

A

ABVD, 13, 28
AC, 47
Ação tóxica tecidual, 7
Ácido Folínico, 9
Ácido Folínico e Fluoruracila, protocolo, 19
Ácido Folínico e Metotrexato, protocolo, 23
Ácido Folínico, Bevacizumabe, Fluoruracila e Irinotecano, protocolo, 16
Ácido Folínico, Bevacizumabe, Fluoruracila e Oxaliplatina, protocolo, 16
Ácido Folínico, Docetaxel, Fluoruracila e Oxaliplatina, protocolo, 17
Ácido Folínico, Etoposídeo e Fluoruracila, protocolo, 18
Ácido Folínico, Fluoruracila e Irinotecano, protocolo, 20
Ácido Folínico, Fluoruracila e Oxaliplatina, 22
Ácido Folínico, Fluoruracila, Irinotecano e Oxaliplatina, protocolo, 20
Ácido Zoledrônico e Paclitaxel, protocolo, 23
ACT, 50
AC-T/ACT, 14
Al-Sarraf, 14, 61
Atezolizumabe, Carboplatina e Etoposídeo, protocolo, 24

B

BEP, 26
Beva + FOLFIRI, 16
Beva + FOLFOX, 16
Bevacizumabe + FOLFIRI, 13
Bevacizumabe + FOLFOX, 13
Bevacizumabe e Irinotecano, protocolo, 25
B-FOL/FLOX/FOLFOX, 13, 22
Bleomicina e Cisplatina, protocolo, 25
Bleomicina e Paclitaxel, protocolo, 29
Bleomicina, Cisplatina e Etoposídeo, protocolo, 26
Bleomicina, Cisplatina, Mitomicina e Vincristina, protocolo, 27
Bleomicina, Dacarbazina, Doxorrubicina e Vimblastina, protocolo, 28
BOMP, 13, 27
Bortezomibe e Carboplatina, protocolo, 30

140 • Índice Remissivo

Bortezomibe e Citarabina,
protocolo, 31
Bortezomibe e Gencitabina,
protocolo, 31
Bortezomibe e Mitoxantrona,
protocolo, 32

C

CAE, 14, 48
CAF/FAC, 14, 49
CAP, 14, 44
Carboplatina e Cetuximabe,
protocolo, 32
Carboplatina e Docetaxel,
protocolo, 34
Carboplatina e Etoposídeo,
protocolo, 35
Carboplatina e Fluoruracila,
protocolo, 36
Carboplatina e Gencitabina,
protocolo, 37
Carboplatina e Ifosfamida,
protocolo, 38
Carboplatina e Paclitaxel,
protocolo, 38
Carboplatina e Topotecano,
protocolo, 39
Carboplatina, Cetuximabe e
Paclitaxel, protocolo, 33
Carboplatina, Doxorrubicina
Lipossomal e Paclitaxel,
protocolo,25
Carboplatina, Etoposídeo e
Ifosfamida, protocolo, 36
Carmustina, Cisplatina e
Dacarbazina, protocolo, 39,
Cetuximabe e Cisplatina,
protocolo, 40
Cetuximabe e Docetaxel,
protocolo, 40
Cetuximabe e Oxaliplatina,
protocolo, 41

Cetuximabe e Paclitaxel,
protocolo, 42
CHOP, 51
Ciclo celular, 4
Ciclofosfamida e Cisplatina,
protocolo, 42
Ciclofosfamida e Docetaxel,
protocolo, 46
Ciclofosfamida e Doxorrubicina,
protocolo, 47
Ciclofosfamida e Etoposídeo,
protocolo, 54
Ciclofosfamida e Fludarabina,
protocolo, 53
Ciclofosfamida e Paclitaxel,
protocolo, 54
Ciclofosfamida, Cisplatina e
Doxorrubicina, protocolo, 44
Ciclofosfamida, Cisplatina,
Dexametasona, Doxorrubicina,
Etoposídeo e Talidomida, 43
Ciclofosfamida, Cisplatina,
Dexametasona, Doxorrubicina,
Etoposídeo e Talidomida,
protocolo, 43
Ciclofosfamida, Dactinomicina e
Vincristina, protocolo, 45
Ciclofosfamida, Docetaxel e
Doxorrubicina, protocolo, 46
Ciclofosfamida, Doxorrubicina e
Etoposídeo, protocolo, 48
Ciclofosfamida, Doxorrubicina e
Fluoruracila, protocolo, 49
Ciclofosfamida, Doxorrubicina e
Paclitaxel, protocolo, 50
Ciclofosfamida, Doxorrubicina e
Vincristina, protocolo, 52
Ciclofosfamida, Doxorrubicina,
Prednisona e Vincristina,
protocolo, 51
Ciclofosfamida, Doxorrubicina,
Prednisona, Rituximabe e
Vincristina, protocolo, 50

Índice Remissivo • **141**

Ciclofosfamida, Fluoruracila e
Metotrexato, protocolo, 53
Ciclofosfamida, Prednisona e
Vincristina, protocolo, 55
Ciclofosfamida, Prednisona,
Rituximabe e Vincristina,
protocolo, 55
Cisplatina, 8
Cisplatina e Docetaxel,
protocolo, 57
Cisplatina e Doxorrubicina,
protocolo, 59
Cisplatina e Etoposídeo,
protocolo, 60
Cisplatina e Fluoruracila,
protocolo, 61
Cisplatina e Gencitabina,
protocolo, 62
Cisplatina e Ifosfamida,
protocolo, 64
Cisplatina e Irinotecano,
protocolo, 65
Cisplatina e Paclitaxel,
protocolo, 66
Cisplatina e Raltitrexato,
protocolo, 67
Cisplatina e Topotecano,
protocolo, 67
Cisplatina e Trastuzumabe,
protocolo, 68
Cisplatina e Vincristina,
protocolo, 68
Cisplatina e Vinorelbina,
protocolo, 69
Cisplatina, Dacarbazina e
Vimblastina, protocolo, 56
Cisplatina, Docetaxel e
Fluoruracila, protocolo, 57
Cisplatina, Docetaxel e
Gencitabina, protocolo, 58
Cisplatina, Doxorrubicina,
Metotrexato e Vimblastina,
protocolo, 59

Cisplatina, Fluoruracila e
Gencitabina, protocolo, 61,
Cisplatina, Gencitabina e
Paclitaxel, protocolo, 63
Cisplatina, Ifosfamida, Mesna e
Paclitaxel, protocolo, 64
Citarabina e Fludarabina,
protocolo, 69
Citarabina, Fludarabina e
Mitoxantrona, protocolo, 70
CMF, 14
Combinação Cisplatina e
Doxorrubicina, 10
COP/CVP, 14, 55
Cronoterapia, 9
CVD, 13, 56

D

Dacarbazina e Gencitabina,
protocolo, 71
Dacarbazina, 39
Dartmouth/CBDT, 14, 39
DCF, 14, 57
Dexametasona, Doxorrubicina e
Vincristina, protocolo, 71
Docetaxel e Doxorrubicina,
protocolo, 72
Docetaxel e Epirrubicina,
protocolo, 74
Docetaxel e Erlotinibe,
protocolo, 73
Docetaxel e Fluoruracila,
protocolo, 75
Docetaxel e Gencitabina,
protocolo, 73
Docetaxel e Ifosfamida,
protocolo, 75
Docetaxel e Irinotecano,
protocolo, 76
Docetaxel e Metotrexato,
protocolo, 76
Docetaxel e Oxaliplatina,
protocolo, 77

Docetaxel e Pamidronato, protocolo, 77
Docetaxel e Pemetrexede, protocolo, 78
Docetaxel e Topotecano, protocolo, 78
Docetaxel e Vinorelbina, protocolo, 79
Doxorrubicina e Etoposídeo, protoclo, 79
Doxorrubicina e Gencitabina, protocolo, 81
Doxorrubicina e Ifosfamida, protocolo, 81
Doxorrubicina e Paclitaxel, protocolo, 82
Doxorrubicina, Fluoruracila e Mitomicina, protocolo, 80
DTPACE, 14, 43

E

ELF, 13, 18
Epirrubicina e Gencitabina, protocolo, 82
Epirrubicina e Paclitaxel, protocolo, 83
Erlotinibe, 73
ESMO (*European Society for Medical Oncology*), classificação da, 7
Etoposídeo e Mitomicina, protocolo, 83
Etoposídeo e Paclitaxel, protocolo, 84
Etoposídeo e Topotecano, protocolo, 84
Etoposídeo e Vincristina, protocolo, 85

F

FAM/FAM-2, 15, 70

FAM/iFAM, 15, 80
Farmacocinética/ Farmacodinâmica, 3
FLOT, 13, 17
Fluoruracila, 8
Fluoruracila e Gencitabina, protocolo, 85
Fluoruracila e Irinotecano, protocolo, 87
Fluoruracila e Metotrexato, protocolo, 87
Fluoruracila e Oxaliplatina, protocolo, 88
Fluoruracila e Paclitaxel, protocolo, 88
Fluoruracila e Raltitrexato, protocolo, 88
Fluoruracila e Trastuzumabe, protocolo, 89
Fluoruracila, Gencitabina e Trastuzumabe, protocolo, 86
FOLFIRI/IFL, 10, 13
FOLFOXIRI, 13, 20

G

Gencitabina, 8
Gencitabina e Irinotecano, protocolo, 89
Gencitabina e Oxaliplatina, protocolo, 90
Gencitabina e Paclitaxel, 90
Gencitabina e Paclitaxel, protocolo, 90
Gencitabina e Pemetrexede, protocolo, 91
Gencitabina e Pralatrexate, protocolo, 91
Gencitabina e Trastuzumabe, protocolo, 92
Gencitabina e Vinorelbina, protocolo, 92

Índice Remissivo • 143

I

ICE, 36
Ifosfamida e Mesna, protocolo, 93
Ifosfamida e Paclitaxel,
 protocolo, 94
Ifosfamida e Vinorelbina,
 protocolo, 95
Incompatibilidade físico-química
 entre medicamentos, 5
Infusão, dispositivos de, 6
Irinotecano, 65
Irinotecano e Oxaliplatina, 96
Irinotecano e Paclitaxel,
 protocolo, 96
Irinotecano e Raltitrexato,
 protocolo, 97
IROX, 96

M

Medicamento(s)
 antineoplásicos, 2, 103
  de acordo com a
   Denominação Comum
   Brasileira (DCB), **106-107**
  lista dos, **110**
  ordenados de acordo
   com a nomenclatura
   do medicamento de
   referência, **108-109**
 incompatibilidade
  físico-química entre, 5
Mesna, 93
Metotrexato, 23
Metotrexato e Paclitaxel,
 protocolo, 98
MVAC, 14, 59

O

Ordem
 de apresentação dos
  protocolos, 13-15

de infusão
 de medicamentos
  antineoplásicos, teorias
  gerais sobre, 1
 teorias gerais sobre a, 3
 ciclo celular, 4
 farmacocinética/
  farmacodinâmica, 3
 incompatibilidade
  físico-química entre
  medicamentos, 5
 dos medicamentos de acordo
  com o artigo que propôs o
  protocolo, 7
Oxaliplatina, 9
Oxaliplatina e Paclitaxel,
 protocolo, 98
Oxaliplatina e Raltitrexato,
 protocolo, 99

P

Paclitaxel, 8, 64
Paclitaxel e Pamidronato,
 protocolo, 99
Paclitaxel e Pemetrexede,
 protocolo, 100
Paclitaxel e Ramucirumabe,
 protocolo, 100
Paclitaxel e Trastuzumabe, 101
Pertuzumabe e Trastuzumabe,
 protocolo, 101
Platinas, 77
Protocolo(s)
 CMF clássico, 53
 de tratamento antineoplásico
  ordens de infusão de, 11
 lista dos acrômios ou
  abreviações e seus
  respectivos medicamentos,
  104-105
 terapêuticos de tratamento, 12

Q

Quimioterápicos, 2

R

R-ABVD, 13, 28
Ramucirumabe, 100
R-CHOP, 14
R-COP/R-CVP,14, 55
RE-CHOP, 50

T

TAC, 14, 46
Terapia antineoplásica, 2
TIP, 14, 64
Trastuzumabe, 68

V

VAC com Dactinomicina, 14, 45
VAC com Doxorrubicina, 14, 52
VAD, 15, 71
Vincristina, 68
Vinorelbina, 69

Este livro foi impresso nas oficinas gráficas da Editora Vozes Ltda.,
Rua Frei Luís, 100 – Petrópolis, RJ.